临床护理学研究与实践

彭丹薇 等◎主编

吉林科学技术出版社

图书在版编目（ＣＩＰ）数据

临床护理学研究与实践 / 彭丹薇等主编. -- 长春：
吉林科学技术出版社，2024. 8. -- ISBN 978-7-5744
-1740-3

Ⅰ. R47

中国国家版本馆 CIP 数据核字第 2024GG2971 号

临床护理学研究与实践

主　　编	彭丹薇　等
出 版 人	宛　霞
责任编辑	李亚哲
封面设计	孙林夕
制　　版	孙林夕
幅面尺寸	185mm×260mm
开　　本	16
字　　数	150 千字
印　　张	11.375
印　　数	1~1500 册
版　　次	2024 年8月第1 版
印　　次	2024年10月第1次印刷

出　　版	吉林科学技术出版社
发　　行	吉林科学技术出版社
地　　址	长春市福祉大路5788 号出版大厦A 座
邮　　编	130118

发行部电话/传真　　0431-81629529 81629530 81629531
　　　　　　　　　　　81629532 81629533 81629534
储运部电话　　0431-86059116
编辑部电话　　0431-81629510
印　　刷　　廊坊市印艺阁数字科技有限公司

书　　号	ISBN 978-7-5744-1740-3
定　　价	68.00元

《临床护理学研究与实践》

编委会

主　编

彭丹薇　江门市中心医院

刘月明　滕州市第二人民医院

张镜开　广州医科大学附属第二医院

李洪梅　德城区运河街道卫生院

王晓男　威海市中医院

黄小莉　新疆医科大学附属肿瘤医院

赵　琳　齐河县刘桥镇卫生院

副主编

姚　杰　重庆松山医院

王　婷　青岛市口腔医院

李婷婷　山东中医药大学第二附属医院

陈澜洁　无锡市人民医院

温　婷　瑞金市九堡镇中心卫生院

黄　琴　赣州市南康区第一人民医院

陈　慧　云南省精神病医院

赵振华　山东省聊城市第三人民医院

高冠琛　儋州市人民医院

前　言

本书紧密结合当前护理学的发展进程，内容重视全面性和系统性，论述了急救护理、呼吸系统、循环系统、老年护理等内容，在讲解各种疾病护理要点的同时，还兼顾有关护理基础理论知识及操作技能的介绍。全书内容丰富，资料新颖，覆盖面广，科学实用，充分吸收近些年的护理新理论、新知识和新技术，以帮助临床护理人员培养良好的思维判断能力，使护理工作更加科学、规范。

前　言

目　录

第一章　临床护理常用技术

第一节　生命体征的观察与护理

生命体征是体温、脉搏、呼吸及血压的总称，是机体生命活动的客观反映，是评价生命活动状态的重要依据，也是护士评估患者身心状态的基本资料。

正常情况下，生命体征在一定范围内相对稳定，相互之间保持着内在联系；当机体患病时，生命体征可发生不同程度的变化。护士通过对生命体征的观察，可以了解机体重要脏器的功能状态，了解疾病的发生、发展、转归，并为疾病预防、诊断、治疗和护理提供依据；同时，可以发现患者现存的或潜在的健康问题，以正确制订护理计划。因此，生命体征的测量及护理是临床护理工作的重要内容之一，也是护士应掌握的基本技能。

一、体温

体温由三大营养物质氧化分解而产生。50%以上迅速转化为热能，50%储存于ATP内，供机体利用，最终仍转化为热能散发到体外。正常人体的温度是由大脑皮质和丘脑下部体温调节中枢所调节（下丘脑前区为散热中枢，下丘脑后区为产热中枢），并通过神经、体液因素调节产热和散热过程，保持产热与散热的动态平衡，所以正常人有相对恒定的体温。

（一）正常体温及生理性变化

1.正常体温

通常说的体温是指机体内部的温度，即胸腔、腹腔、中枢神经的温度，又称为体液温度，较高且稳定。皮肤温度称为体壳温度。临床上通常用口温、肛温、腋温来代替体温，在这三个部位测得的温度接近身体内部的温度，且测量较为方便。三个部位测得的温度略有不同，口腔温度居中，直肠温度较高，腋下温度较低。同时在三个部位进行测量，其温度差一般不超过1℃。这是由于血液在不断地流动，将热量很快地由温度较高处带往温度较低处，因而机体各部位的温度一般差异不大。

体温的正常值不是一个具体的点，而是一个范围。机体各部位由于代谢率的不同，温度会略有差异，常以口腔、直肠、腋下的平均温度为标准，个体体温可以较正常的平均温度增减0.3~0.6℃。

2.生理性变化

人的体温在一些因素的影响下，会出现生理性的变化，但这种体温的变化，往往是在正常范围内或是一闪而过的。

（1）时间：人的体温24小时内的变动在0.5~1.5℃，一般清晨2~6时体温最低，下午2~8时体温最高。这种昼夜的节律波动，可能与人体活动代谢的相应周期性变化有关。如长期从事夜间工作的人员，可出现夜间体温上升、日间体温下降的现象。

（2）年龄：新生儿因体温调节中枢尚未发育完全，调节体温的能力差，体温易受环境温度影响而变化；儿童由于代谢率高，体温可略高于成人；老年人代谢率较低，血液循环变慢，加上活动量减少，因此体温偏低。

（3）性别：一般来说，女性比男性有较厚的皮下脂肪层，维持体热能力强，故女性体温较男性高约0.3℃。并且女性的基础体温随月经周期出现规律变化，即月经来潮后逐渐下降，至排卵后，体温又逐渐上升。这种体温的规律性变化与血液中孕激素及其代谢产物的变化相吻合。

（4）环境温度：在寒冷或炎热的环境下，机体的散热受到明显的抑制或加强，体温可暂时性的降低或升高。另外，气流、个体暴露的范围大小亦影响个体的体温。

（5）活动：任何需要耗力的活动，都使肌肉代谢增强，产热增加，可以使体温暂时性上升1~2℃。

（6）饮食：进食的冷热可以暂时性地影响口腔温度，进食后，由于食物的特殊动力作用，可以使体温暂时性地升高 0.3℃左右。

另外，强烈的情绪反应、冷热的应用以及个体的体温调节机制都对体温有影响，在测量体温的过程中要加以注意并能够做出解释。

3.产热与散热

（1）产热过程：机体产热过程是细胞新陈代谢的过程。人体通过化学方式产热，即食物氧化、骨骼肌运动、交感神经兴奋、甲状腺素分泌增多，以及体温升高均可提高新陈代谢率，从而增加产热量。

（2）散热过程：机体通过物理方式进行散热。机体大部分的热量通过皮肤的辐射、传导、对流、蒸发来散热；一小部分的热量通过呼吸、尿、粪便而散发于体外。

当外界温度等于或高于皮肤温度时，蒸发就是人体唯一的散热形式。

辐射：是热由一个物体表面通过电磁波的形式传至另一个与它不接触物体表面的一种形式。在低温环境中，它是主要的散热方式，安静时的辐射散热所占的百分比较大，可达总热量的 60%。其散热量的多少与所接触物质的导热性能、接触面积和温差大小有关。

传导：是机体的热量直接传给同它接触的温度较低的物体的一种散热方法。

对流：是传导散热的特殊形式。对流是指通过气体或液体的流动来交换热量的一种散热方法。

蒸发：由液态转变成气态，同时带走大量热量的一种散热方法。

（二）异常体温的观察

人体最高的耐受热为 40.6～41.4℃，低于 34℃ 或高于 43℃，则极少存活。升高超过 41℃，可引起永久性的脑损伤；高热持续在 42℃ 以上 24 小时，常导致休克及严重并发症。所以对于体温过高或过低者应密切观察其病情变化，不能有丝毫的松懈。

1.体温过高

体温过高又称为发热，是由于各种原因使下丘脑体温调节中枢的调定点上移，产热增加而散热减少，导致体温升高超过正常范围。

（1）原因。①感染性：如病毒、细菌、真菌、螺旋体、立克次体、支原体、寄生虫等感染引起的发热，最多见。②非感染性：无菌性坏死物质的吸收引起的吸收热、变态反应性发热等。

（2）以口腔温度为例，按照发热的高低将发热分为如下几类。

低热：37.5～37.9℃。

中等热：38.0～38.9℃。

高热：39.0～40.9℃。

超高热：41℃及以上。

（3）发热过程：发热的过程常依疾病在体内的发展情况而定，一般分为以下三个阶段。

体温上升期：特点是产热大于散热。主要表现：皮肤苍白、干燥无汗，患者畏寒、疲乏，体温升高，有时伴寒战。方式：骤升和渐升。骤升指体温在数小时内升至高峰，如肺炎球菌导致的肺炎；渐升指体温在数小时内逐渐上升，数日内达到高峰，如伤寒。

高热持续期：特点是产热和散热在较高水平上趋于平衡。主要表现：体温居高不下，皮肤潮红，呼吸加深加快，脉搏增快并伴有头痛、食欲不振、恶心、呕吐、口干、尿量减少等症状，甚至惊厥、谵妄。

体温下降期：特点是散热增加，产热趋于正常，体温逐渐恢复至正常水平。主要表现：大量出汗、皮肤潮湿、温度降低。老年人易出现血压下降、脉搏细速、四肢厥冷等循环衰竭的症状。方式：骤降和渐降。骤降指体温在数小时内降至正常，如大叶性肺炎、疟疾；渐降指体温在数天内降至正常，如伤寒、风湿热。

（4）热型：将不同时间测得的体温绘制在体温单上，互相连接就构成了体温曲线。各种体温曲线形状称为热型。有些发热性疾病有特殊的热型，通过观察体温曲线可协助诊断。但需注意，药物的应用可使热型变得不典型。常见的热型有以下 4 种。

稽留热：体温持续在 39～40℃，达数日或数周，24 小时波动范围不超过 1℃。常见于大叶性肺炎、伤寒等急性感染性疾病的极期。

弛张热：体温多在 39℃ 以上，24 小时体温波动幅度可超过 2℃，但最低温度仍高于正常水平。常见于化脓性感染、败血症、浸润性肺结核等疾病。

间歇热：体温骤然升高达高峰后，持续数小时又迅速降至正常，经过一天或数天间歇后，体温又突然升高，如此有规律地反复发作，常见于疟疾。

不规则热：发热不规律，持续时间不定。常见于流行性感冒、肿瘤等疾病引起的发热。

2.体温过低

体温过低是指由于各种原因引起的产热减少或散热增加，导致体温低于正常范围，称为体温过低。当体温低于 35℃ 时，称为体温不升。体温过低的原因如下。

（1）体温调节中枢发育未成熟：如早产儿、新生儿。

（2）疾病或创伤：见于失血性休克、极度衰竭等患者。

（3）药物中毒。

（三）体温异常的护理

1.体温过高

降温措施有物理降温、药物降温及针刺降温。

（1）观察病情：加强对生命体征的观察，定时测量体温，一般每日测温 4 次，高热患者应每 4 小时测温一次，待体温恢复正常 3 天后，改为每日 1~2 次，同时观察脉搏、呼吸、血压、意识状态的变化；及时了解有关各种检查结果及治疗护理后病情是好转还是恶化。

（2）饮食护理：①补充高蛋白、高热量、高维生素、易消化的流质或半流质饮食，如粥、鸡蛋羹、面片汤、青菜、新鲜果汁等。②多饮水，每日补充液量 3000mL，必要时给予静脉滴注，以保证入量。

由于高热时，热量消耗增加，全身代谢率加快，蛋白质、维生素的消耗量增加，水分丢失增多，同时消化液分泌减少，胃肠蠕动减弱，所以宜及时补充水分和营养。

（3）使患者舒适：①安置舒适的体位让患者卧床休息，同时调整室温和避免噪声。

②口腔护理：每日早、晚刷牙，饭前、饭后漱口，不能自理者，可行特殊口腔护理。由于发热患者唾液分泌减少，口腔黏膜干燥，机体抵抗力下降，极易引起口腔炎、口腔溃疡，因此进行口腔护理可预防口腔及咽部细菌繁殖。③皮肤护理：发热患者退热期出汗较多，此时应及时擦干汗液并更换衣裤和床单等，以保持皮肤的清洁和干燥，防止皮肤继发性感染。

（4）心理调护：注意患者的心理状态，对体温的变化给予合理的解释，以缓解患者紧张和焦虑的情绪。

2.体温过低

（1）保暖：①给患者加盖衣被、毛毯、电热毯等或放置热水袋，注意小儿、老人、昏迷者，热水袋温度不宜过高，以防烫伤。②暖箱：适用于体重<2500g，胎龄不足35周的早产儿、低体重儿。

（2）给予热饮。

（3）监测生命体征：每小时测体温1次，直至恢复正常且保持稳定，同时观察脉搏、呼吸、血压、意识的变化。

（4）设法提高室温：以22～24℃为宜。

（5）积极宣教：教会患者避免导致体温过低的因素。

（四）测量体温的技术

1.体温计的种类及构造

（1）水银体温计：水银体温计又称为玻璃体温计，是最常用的最普通的体温计。它是一种外标刻度为红线的真空玻璃毛细管。其刻度范围为35～42℃，每小格0.1℃，在37℃刻度处以红线标记，以示醒目。体温计一端储存水银，当水银遇热膨胀后沿毛细管上升；因毛细管下端和水银槽之间有一凹陷，所以水银柱遇冷不致下降，以便检视温度。

根据测量部位的不同可将体温计分为口表、肛表、腋表。口表的水银端呈圆柱形，较细长；肛表的水银端呈梨形，较粗短，适合插入肛门；腋表的水银端呈扁平鸭嘴形。

临床上口表可代替腋表使用。

（2）其他：如电子体温计、感温胶片、可弃式化学体温计等。

2.测体温的方法

（1）目的：通过测量体温，了解患者的一般情况及疾病的发生、发展规律，为诊断、预防、治疗提供依据。

（2）用物准备：①测温盘内备体温计（水银柱甩至35℃以下）、秒表、纱布、笔、记录本。②若测肛温，另备润滑油、棉签、手套、卫生纸、屏风。

（3）操作步骤：①洗手、戴口罩，备齐用物，携至床旁。②核对患者并解释目的。③协助患者取舒适卧位。④测体温：根据病情选择合适的测温方法。测腋温：擦干汗液，将体温计放在患者腋窝，紧贴皮肤屈肘臂过胸，夹紧体温计。测量10分钟后，取出体温计用纱布擦拭。测口温法：嘱患者张口，将口表汞柱端放于舌下热窝。嘱患者闭嘴用鼻呼吸，勿用牙咬体温计。测量时间为3～5分钟。嘱患者张口，取出口表，用纱布擦拭。测肛温法：协助患者取合适卧位，露出臀部。润滑肛表前端，戴手套用手垫卫生纸分开臀部，轻轻插入肛表3～4cm。测量时间为3～5分钟。用卫生纸擦拭肛表。检视读数，放体温计盒内，记录。⑤整理床单位。⑥洗手，绘制体温于体温单上。⑦消毒用过的体温计。

（4）注意事项：①测温前应注意有无影响体温波动的因素存在，如30分钟内有无进食、剧烈活动、冷热敷、坐浴等。②体温值如与病情不符，应重复测量。③腋下有创伤、手术或消瘦夹不紧体温计者不宜测腋温；腹泻、肛门手术、心肌梗死的患者禁测肛温；精神异常、昏迷、婴幼儿等不能合作者及口鼻疾患或张口呼吸者禁测口温；进热食或面颊部热敷者，应间隔30分钟后再测口温。④对小儿、重症患者测温时，护士应守护在旁。⑤测口温时，如不慎咬破体温计，应立即清除玻璃碎屑，以免损伤口腔黏膜；口服蛋清或牛奶，以保护消化道黏膜并延缓汞的吸收；病情允许者，进粗纤维食物，以加快汞的排出。

3.体温计的消毒与检查

（1）体温计的消毒：为防止测体温引起的交叉感染，以保证体温计清洁，用过的体温计应消毒。先将体温计分类浸泡于含氯消毒液内30分钟后取出，再用冷开水冲洗擦干，放入清洁容器中备用（集体测温后的体温计，用后全部浸泡于消毒液中）。

5分钟后取出用清水冲净，擦干后放入另一消毒液容器中进行第二次浸泡，半小时后取出清水冲净，擦干后放入清洁容器中备用。

消毒液的容器及清洁体温计的容器每周进行2次高压蒸汽灭菌消毒，消毒液每天更换一次，若有污染需随时消毒。

传染病患者应设专人体温计，单独消毒。

（2）体温计的检查：在使用新的体温计前，或定期消毒体温计后，应对体温计进行校对，以检查其准确性。将全部体温计的水银柱甩至35℃以下，同一时间放入已测好的40℃水内，3分钟后取出检视。若体温计之间相差0.2℃以上或体温计上有裂痕者，取出不用。

二、脉搏

（一）正常脉搏及生理性变化

1.正常脉搏

随着心脏节律性收缩和舒张，动脉内的压力会发生周期性的波动，这种周期性的压力变化可引起动脉血管发生扩张与回缩的搏动，这种搏动在浅表的动脉可触摸到，临床简称为脉搏。正常人的脉搏节律均匀、规则，间隔时间相等，每搏强弱相同且有一定的弹性，每分钟搏动的次数为60～100次（即脉率）。脉搏通常与心率一致，是心率的指标。

2.生理性变化

脉率受许多生理性因素影响而发生一定范围的波动。

（1）年龄：一般新生儿、幼儿的脉率较成人快。

（2）性别：同龄女性比男性快。

（3）情绪：兴奋、恐惧、发怒时脉率增快，忧郁时则慢。

（4）活动：一般人运动、进食后脉率会加快；休息、禁食则相反。

（5）药物：兴奋剂可使脉搏增快，镇静剂、洋地黄类药物可使脉搏减慢。

（二）异常脉搏的观察

1.脉率异常

（1）速脉：成人脉率在安静状态下超过 100 次/分，又称为心动过速。见于高热、甲状腺功能亢进（简称甲亢，由于代谢率增加而使脉率增快）、贫血或失血等患者。正常人可有窦性心动过速，为一过性的生理现象。

（2）缓脉：成人脉率在安静状态下低于 60 次/分，又称为心动过缓。颅内压增高、病窦综合征、II度以上房室传导阻滞，或服用某些药物如地高辛、心可定、利血平、心得安等可出现缓脉。正常人可有生理性窦性心动过缓，多见于运动员。

2.脉律异常

脉搏的搏动不规则，间隔时间时长时短，称为脉律异常。

（1）间歇脉：在一系列正常均匀的脉搏中出现一次提前而较弱的脉搏，其后有一较正常延长的间歇（即代偿性间歇），亦称为过早搏动。见于各种心脏病或洋地黄中毒的患者；正常人在过度疲劳、精神兴奋、体位改变时也偶尔会出现间歇脉。

（2）脉搏短绌：同一单位时间内脉率少于心率。绌脉是由于心肌收缩力强弱不等，有些心输出量少的搏动可发出心音，但不能引起周围血管搏动，导致脉率少于心率。特点：脉律完全不规则、心率快慢不一、心音强弱不等。多见于心房纤颤者。

3.强弱异常

（1）洪脉：当心输出量增加，血管充盈度和脉压较大时，脉搏强大有力，称洪脉。见于高热、甲状腺功能亢进、主动脉关闭不全等患者；运动后、情绪激动时也常触到洪脉。

（2）细脉：当心输出量减少，动脉充盈度降低时，脉搏细弱无力，扪之如细丝，称为细脉或丝脉。见于大出血、主动脉瓣狭窄和休克、全身衰竭的患者，是一种危险的脉象。

（3）交替脉：节律正常而强弱交替时出现的脉搏，称为交替脉。交替脉是左心室衰竭的重要体征。常见于高血压性心脏病、急性心肌梗死、主动脉关闭不全等患者。

（4）水冲脉：脉搏骤起骤落，有如洪水冲涌，故名水冲脉，主要见于主动脉关闭不全、动脉导管未闭、甲亢、严重贫血患者，检查方法是将患者前臂抬高过头，检查者用手紧握患者手腕掌面，可明显感知。

（5）奇脉：在吸气时脉搏明显减弱或消失为奇脉。其产生主要与吸气时，左心室的搏出量减少有关。常见于心包腔积液、缩窄性心包炎等患者，是心脏压塞的重要体征之一。

4.动脉壁异常

由于动脉壁弹性减弱，动脉变得迂曲不光滑，有条索感，如按在琴弦上，多见于动脉硬化患者。

（三）测量脉搏的技术

1.部位

临床上常在靠近骨骼的动脉测量脉搏。最常用最方便的是桡动脉，患者也乐于接受。其次为颞动脉、颈动脉、肱动脉、腘动脉、足背动脉和股动脉等。如怀疑患者心搏骤停或休克时，应选择大动脉为诊脉点，如颈动脉、股动脉。

2.测脉搏的方法

（1）目的：通过测量脉搏，可间接了解患者心脏的情况，观察相关疾病发生、发展规律，为诊断、治疗提供依据。

（2）准备：在治疗盘内配备带秒钟的表、笔、记录本及听诊器。

（3）操作步骤：①洗手、戴口罩，备齐用物，携至床旁。②核对患者，解释目的。③协助患者取坐位或半坐卧位，手臂放在舒适位置，腕部伸展。④以示指、中指、无名指的指端按在桡动脉表面，压力大小以能清楚地触及脉搏为宜，注意脉律强弱动和脉壁的弹性。⑤一般情况下所测得的数值乘以2，心脏病患者、脉率异常者、危重患者则应以1分钟记录。⑥协助患者取舒适体位。⑦将脉搏绘制在体温单上。

（4）注意事项：①诊脉前患者应保持安静，剧烈运动后应休息20分钟后再测。②偏瘫患者应选择健侧肢体测量。③脉搏细、弱难以测量时，用听诊器测心率。④脉搏短细的患者，应由2名护士同时测量，一人听心率，另一人测脉率，一人发出"开始""停止"的口令，记数1分钟，以分数式记录：心率/脉率，若心率每分钟120次，脉率90次，即应写成120/90次/分。

三、呼吸

（一）正常呼吸及生理变化

1.正常呼吸的观察

在安静状态下，正常成人的呼吸频率为16～20次/分。正常呼吸表现为节律规则，均匀无声且不费力。

2.生理性变化

（1）年龄：一般年龄越小，呼吸频率越快，小儿比成年人稍快，老年人稍慢。

（2）性别：同龄的女性呼吸频率比男性稍快。

（3）运动：运动后呼吸加深加快，休息和睡眠时减慢。

（4）情绪：强烈的情绪变化会刺激呼吸中枢，导致呼吸加快或屏气。如恐惧、愤怒、紧张等都可引起呼吸加快。

（5）其他：环境温度过高或海拔增加，均会使呼吸加深加快，呼吸的频率和深浅度还可受意识控制。

（二）异常呼吸的评估及护理

1.异常呼吸的评估

（1）频率异常。

呼吸过速：在安静状态下，成人呼吸频率超过24次/分，称为呼吸过速或气促。见于高热、疼痛、甲亢、缺氧等患者，因血液中二氧化碳积聚，血氧不足，可刺激呼吸中枢，使呼吸加快。发热时，体温每升高1℃，每分钟呼吸增加3～4次。

呼吸过缓：在安静状态下，成人呼吸频率少于10次/分，称为呼吸过缓。常见于呼吸中枢抑制的疾病，如颅内压增高、麻醉剂及安眠药过量等患者。

（2）节律异常。

潮式呼吸：又称为陈-施呼吸，是一种周期性的呼吸异常，周期为 0.5～2 分钟，需观察较长时间才能发现。特点表现为开始时呼吸浅慢，以后逐渐加深加快，又逐渐由深快变为浅慢，然后呼吸暂停 5～30 秒后，再重复上述状态的呼吸，如此周而复始，呼吸运动呈潮水涨落样，故称为潮式呼吸。发生机制：当呼吸中枢兴奋性减弱或高度缺氧时，呼吸减弱至暂停，血中二氧化碳增高到一定程度时，通过颈动脉和主动脉的化学感受器反射性地刺激呼吸中枢，使呼吸恢复。随着呼吸由弱到强，二氧化碳不断排出，使其分压降低，呼吸中枢又失去有效的刺激，呼吸再次减弱至暂停，从而形成了周期性呼吸。常见于中枢神经系统疾病，如脑炎、颅内压增高、酸中毒、巴比妥中毒等患者。

间断呼吸：又称为比奥呼吸，表现为呼吸和呼吸暂停现象交替出现的呼吸。特点是有规律地呼吸几次后，突然暂停呼吸，间隔时间长短不同，随后又开始呼吸，然后反复交替出现。其发生机制同潮式呼吸，是呼吸中枢兴奋性显著降低的表现，但比潮式呼吸更为严重，多在呼吸停止前出现，预后不佳。常见于颅内病变、呼吸中枢衰竭等患者。

（3）深浅度异常。

深度呼吸：又称为库斯莫呼吸，是一种深而规则的大呼吸。见于尿毒症、糖尿病等引起的代谢性酸中毒等患者。

浮浅性呼吸：是一种浅表而不规则的呼吸。有时呈叹息样，见于呼吸肌麻痹或濒死的患者。

（4）音响异常。

蝉鸣样呼吸：吸气时有一种高音调的音响，声音似蝉鸣，称为蝉鸣样呼吸。其发生机制多由于声带附近有阻塞，使空气进入，发声困难所致。见于喉头水肿、痉挛、喉头有异物等患者。

鼾声呼吸：呼气时发出粗糙的呼声。其发生机制是由于气管或支气管内有较多的分泌物蓄积，多见于深度昏迷等患者。

（5）呼吸困难：是指呼吸频率、节律和深浅度都有异常。呼吸困难的患者主观上表现空气不足、呼吸费力；客观上表现为用力呼吸、张口耸肩、鼻翼翕动、发绀，辅助呼吸肌也参与呼吸运动，在呼吸频率、节律、深浅度上出现异常改变，根据临床表现可分为如下几种。

吸气性呼吸困难：是由于上呼吸道部分梗阻，使得气体进入肺部不畅，肺内负压极度增高所致，患者感觉吸气费力，吸气时间显著长于呼气时间，辅助呼吸肌收缩增强，出现明显的三凹征（胸骨上窝、锁骨上窝和肋间隙及腹上角凹陷）。多见于喉头水肿或气管、喉头有异物等患者。

呼气性呼吸困难：是由于下呼吸道部分梗阻，使得气体呼出肺部不畅所致，患者呼气费力，呼气时间显著长于吸气时间，多见于支气管哮喘和阻塞性肺气肿患者。

混合性呼吸困难：呼气和吸气均感费力，呼吸的频率加快而表浅。多见于重症肺炎、大片肺不张或肺纤维化的患者。

（6）形态异常。

胸式呼吸渐弱，腹式呼吸增强：正常女性以胸式呼吸为主。当胸部或肺部有疾病或手术时均会使胸式呼吸渐弱，腹式呼吸增强。

腹式呼吸渐弱，胸式呼吸增强：正常男性及儿童以腹式呼吸为主。当有腹部疾病时，如腹膜炎、腹部巨大肿瘤、大量腹腔积液等，使膈肌下降，腹式呼吸渐弱，胸式呼吸增强。

2.异常呼吸的护理

（1）观察：密切观察呼吸状态及相关症状、体征的变化。

（2）吸氧：酌情给予氧气吸入，必要时可用呼吸机辅助呼吸。

（3）心理护理：根据患者的反应，有针对性地对患者做好患者的心理护理，合理解释及安慰患者，以消除患者的紧张、恐惧心理，有安全感，主动配合治疗和护理。

（4）卧床休息：调节室内温度和湿度，保持空气清新，禁止吸烟；根据病情安置舒适体位，以保证患者的休息，减少耗氧量。

（5）保持呼吸道通畅：及时清除呼吸道分泌物，必要时给予吸痰。

（6）给药治疗：根据医嘱给药治疗，注意观察疗效及不良反应。

（7）健康教育：讲解有效咳嗽和正确呼吸方法，指导患者戒烟。

（三）呼吸测量技术

1.目的

（1）测量患者每分钟的呼吸次数。

（2）协助临床诊断，为预防、治疗、护理提供依据。

（3）观察呼吸的变化，了解患者疾病的发生、发展规律。

2.评估

（1）患者的病情、治疗情况及合作程度。

（2）患者在 30 分钟内有无活动、情绪激动等影响呼吸的因素存在。

3.操作前准备

（1）用物准备：有秒针的表、记录本和笔。

（2）患者准备：情绪稳定，保持自然的呼吸状态。

（3）护士准备：着装整洁，修剪指甲，洗手，戴口罩。

（4）环境准备：安静、整洁、光线充足。

4.注意事项

测量患者呼吸时，患者应处于自然呼吸的状态，以保证测量数值的准确性。

四、血压

血压是指血液在血管内流动时对血管壁的侧压力。一般指动脉血压，如无特别注明均指肱动脉的血压。当心脏收缩时，主动脉压急剧升高，至收缩中期达最高值，此时的动脉血压称为收缩压。当心室舒张时，主动脉压下降，至心舒末期达动脉血压的最低值，此时的动脉血压称为舒张压。

（一）正常血压及生理性变化

1.正常血压

在安静状态下，正常成人的血压范围为（12.0～18.5）/（8.0～11.9）kPa，脉压为4.0～5.3kPa。

血压的计量单位，过去多用 mmHg（毫米汞柱），后改用国际统一单位 kPa（千帕斯卡）。

目前仍用 mmHg（毫米汞柱）。两者的换算公式为：1kPa=7.5mmHg、1mmHg=0.133kPa。

2.生理性变化

在各种生理情况下，动脉血压可发生各种变化，影响血压的生理因素有以下几种。

（1）年龄：随着年龄的增长血压逐渐增高，以收缩压增高较显著。儿童血压的计算公式为：

$$收缩压=80+年龄×2$$

$$舒张压=收缩压×2/3$$

（2）性别：青春期前的男女血压差别不显著。成年男性的血压比女性高 5mmHg；绝经期后的女性血压又逐渐升高，与男性差不多。

（3）昼夜和睡眠：血压在上午 8～10 小时达全天最高峰，之后逐渐降低；午饭后又逐渐升高，下午 4～6 小时出现全天次高值，然后又逐渐降低；至入睡后 2 小时，血压降至全天最低值；早晨醒来又迅速升高。睡眠欠佳时，血压稍增高。

（4）环境：寒冷时血管收缩，血压升高；气温高时血管扩张，血压下降。

（5）部位：一般右上肢血压常高于左上肢血压，下肢血压高于上肢血压。

（6）情绪：紧张、恐惧、兴奋及疼痛均可引起血压增高。

（7）体重：血压正常的人发生高血压的危险性与体重增加呈正比。

（8）其他：吸烟、劳累、饮酒、药物等都对血压有一定的影响。

（二）异常血压的观察

1.高血压

目前，基本上采用 1999 年世界卫生组织（WHO）和国际抗高血压联盟（ISH）高血压治疗指南的高血压定义：在未服用抗高血压药的情况下，成人收缩压≥140mmHg和（或）舒张压≥90mmHg 者。95%的患者为病因不明的原发性高血压，多见于动脉硬化、肾炎、颅内压增高等，最易受损的部位是心、脑、肾、视网膜。

2.低血压

一般认为，血压低于正常范围且有明显的血容量不足表现如脉搏细速、心悸、头晕等，即可诊断为低血压。常见于休克、大出血等。

3.脉压异常

脉压增大多见于主动脉瓣关闭不全、主动脉硬化等；脉压减小多见于心包积液、缩窄性心包炎等。

（三）血压的测量

1.血压计的种类和构造

（1）水银血压计：分立式和台式两种，其基本结构都包括输气球、调节空气的阀门、袖带、能充水银的玻璃管、水银槽几部分。袖带的长度和宽度应符合标准：宽度比被测肢体的直径宽 20%，长度应能包绕整个肢体。充水银的玻璃管上标有刻度，范围为 0～300mmHg，每小格表示 2mmHg；玻璃管上端和大气相通，下端和水银槽相通。当输气球送入空气后，水银由玻璃管底部上升，水银柱顶端的中央凸起可指出压力的刻度。水银血压计测得的数值相当准确。

（2）弹簧表式血压计：由一袖带与有刻度（20～30mmHg）的圆盘表相连而成，表上的指针指示压力。

此种血压计携带方便，但欠准确。

（3）电子血压计：袖带内有一换能器，可将信号经数字处理，在显示屏上直接显示收缩压、舒张压和脉搏的数值。此种血压计操作方便，清晰直观，不需听诊器，使用方便、简单，但欠准确。

2.测血压的方法

（1）目的：通过测量血压，了解循环系统的功能状况，为诊断、治疗提供依据。

（2）准备：听诊器、血压计、记录纸、笔。

（3）操作步骤：①测量前，让患者休息片刻，以消除紧张因素对血压的影响；检查血压计，如袖带的宽窄是否适合患者、玻璃管有无裂缝、橡胶管和输气球是否漏气等。②向患者解释，以取得合作。患者取坐位或仰卧，右侧肢体的肘臂伸直、掌心向上，肱动脉与心脏在同一水平。坐位时，肱动脉平第4软骨；卧位时，肱动脉平腋中线。如手臂低于心脏水平，血压会偏高；手臂高于心脏水平，血压会偏低。③放平血压计于上臂旁，打开水银槽开关，将袖带平整地缠于上臂中部，袖带的松紧以能放入一指为宜，袖带下缘距肘窝2～3cm。如测下肢血压，袖带下缘距腘窝3～5cm。将听诊器胸件置于腘动脉搏动处，记录时注明下肢血压。④戴上听诊器，关闭输气球气门，触及肱动脉搏动。将听诊器胸件放在肱动脉搏动最明显的地方，但勿塞入袖带内，以一手稍加固定。⑤挤压输气球囊打气至肱动脉搏动音消失，水银柱又升高20～30mmHg后，以每秒4mmHg左右的速度放气，使水银柱缓慢下降，视线与水银柱所指刻度平行。⑥在听诊器中听到第一声动脉音时，水银柱所指刻度即为收缩压；当搏动音突然变弱或消失时，水银柱所指的刻度即为舒张压。当变音与消失音之间有差异时，或危重患者应记录两个读数。⑦测量后，驱尽袖带内的空气，解开袖带。安置患者于舒适卧位。⑧将血压计右倾45°，关闭气门，气球放在固定的位置，以免压碎玻璃管；关闭血压计盒盖。

（4）注意事项：①测血压前，要求安静休息20～30分钟，如运动、情绪激动、吸烟、进食等均可导致血压偏高。②血压计要定期检查和校正，以保证其准确性，切勿倒置或震动。③打气不可过猛、过高，如水银柱里出现气泡，应调节或检修，不可带着气泡测量。④降至"0"，稍等片刻再行第二次测量。⑤对偏瘫、一侧肢体外伤或手术后患者，应在健侧手臂上测量。⑥排除影响血压值的外界因素，如袖带太窄、袖带过松、放气速度太慢测得的血压值会偏高，反之则血压值偏低。

第二节　静脉输液

一、准备

（1）仪表：着装整洁，佩戴胸牌，洗手，戴口罩。

（2）用物：注射盘内放干棉球缸、一次性输液器、网套、止血带、橡皮小枕及一次性垫巾、弯盘、0.75%碘酊、棉签、胶布、启盖器、药液瓶外贴输液标签（上写患者姓名、床号、输液药品、剂量、用法、日期、时间、输液架）。

二、操作步骤

（1）根据医嘱备齐用物，携至床旁查对床号、姓名、剂量、用法、时间、药液瓶和面貌，并摇动药瓶对光检查。

（2）做好解释工作，询问大小便，备胶布。

（3）开启铝盖中心部分（如备物时加完药可省去）套网套，消毒瓶塞中心及瓶颈，挂于输液架上，检查输液器并打开，插入瓶塞至针头根部。

（4）排气，排液 3~5mL 至弯盘内。

（5）选择血管、置小枕及垫巾，扎止血带、消毒皮肤，待干。

（6）再次查对床号、姓名、剂量、用法、时间、药液瓶和面貌。

（7）再次检查空气是否排尽，夹紧，穿刺时左手绷紧皮肤并用拇指固定静脉，见回血，松止血带及螺旋夹。

（8）胶布固定，干棉球遮盖针眼，调节滴速，开始 15 分钟应慢滴，如无异常调节至正常速度。

（9）交代注意事项，整理床单元及用物。

（10）爱护体贴患者，协助卧舒适体位。

（11）洗手、消毒用物。

三、临床应用

（一）静脉输液注意事项

（1）严格执行无菌操作和查对制度。

（2）根据病情需要，有计划地安排轮流顺序，如需加入药物，应合理安排，以尽快达到输液目的，注意配伍禁忌。

（3）需长期输液者，要注意保护和合理使用静脉，一般从远端小静脉开始。

（4）输液前应排尽输液管及针头内空气，药液滴尽前要按需及时更换溶液瓶或拔针，严防造成空气栓塞。

（5）输液过程中应加强巡视，耐心听取患者的主诉，严密观察注射部位皮肤有无肿胀，针头有无脱出、阻塞或移位，针头和输液器衔接是否紧密，输液管有无扭曲受压，输液滴速是否适宜以及输液瓶内溶液量等，及时记录在输液卡或护理记录单上。

（6）需 24 小时连续输液者，应每天更换输液器。

（7）颈外静脉穿刺置管，如硅胶管内有回血，须及时用稀释肝素溶液冲注，以免硅胶管被血块堵塞；如遇输液不畅，须注意是否存在硅胶管弯曲或滑出血管外等情况。

（二）常见输液反应及防治

1.发热反应

（1）减慢滴注速度或停止输液，及时与医师联系。

（2）对症处理，寒战时适当增加盖被或用热水袋保暖，高热时给予物理降温。

（3）按医嘱给予抗过敏药物或激素治疗。

（4）保留余液和输液器，必要时送检验室作细菌培养。

（5）严格检查药液质量、输液用具的包装及灭菌有效期等，防止致热物质进入体内。

2.循环负荷过重（肺水肿）

（1）立即停止输液，及时与医师联系，积极配合抢救，安慰患者，使患者有安全感和信任感。

（2）为患者安置端坐位，使其两腿下垂，以减少静脉回流，减轻心脏负担。

（3）加压给氧，可使肺泡内压力增高，减少肺泡内毛细血管渗出液的产生；同时给予20%～30%酒精湿化吸氧，因酒精能减低肺泡内泡沫的表面张力，使泡沫破裂消散，从而改善肺部气体交换，迅速缓解缺氧症状。

（4）按医嘱给用镇静剂、扩血管药物和强心剂如洋地黄等。

（5）要时进行四肢轮流结扎，即用止血带或血压计袖带作适当加压，以阻断静脉血流，但动脉血流仍通畅。每隔5～10分钟轮流放松一侧肢体的止血带，可有效地减少静脉回心血量，待症状缓解后，逐步解除止血带。

（6）严格控制输液滴速和输液量，对心、肺疾病患者及老年儿童尤应慎重。

3.静脉炎

（1）严格执行无菌操作，对血管壁有刺激性的药物应充分稀释后应用，并防止药物溢出血管外。同时，要有计划地更换注射部位，以保护静脉。

（2）患肢抬高并制动，局部用95%酒精或50%硫酸镁行热湿敷。

（3）理疗。

（4）如合并感染，则应根据医嘱给抗生素治疗。

第三节　铺床法

病床是病室的主要设备，是患者睡眠与休息的必需用具。患者尤其是卧床患者与病床朝夕相伴，因此床铺的清洁、平整和舒适，可使患者心情舒畅，增强治愈疾病的自信心，并可预防并发症的发生。

铺床总的要求为舒适、平整、安全、实用、节时、节力。常用的病床有以下3种：①钢丝床：有的可通过支起床头、床尾（二截或三截摇床）而调节体位，有的床脚下装有小轮，便于移动。②木板床：为骨科患者所用。③电动控制多功能床：患者可自己控制升降或改变体位。

病床及被服类规格要求包括以下几项：①一般病床：高 60cm，长 200cm，宽 90cm。②床垫：长宽与床规格同，厚 9cm。以棕丝制作垫芯为好，也可用橡胶泡沫、塑料泡沫作垫芯，垫面选帆布制作。③床褥：长宽同床垫，一般以棉花作褥芯，棉布作褥面。④棉胎：长 210cm，宽 160cm。⑤大单：长 250cm，宽 180cm。⑥被套：长 230cm，宽 170cm，尾端开口缝四对布带。⑦枕芯：长 60cm，宽 40cm，内装木棉或高弹棉、锦纶丝棉，以棉布作枕面。⑧枕套：长 65cm，宽 45cm。⑨橡胶单：长 85cm，宽 65cm，两端各加白布 40cm。⑩中单：长 85cm，宽 170cm。以上各类被服均以棉布制作。

一、备用床

（一）目的

铺备用床为准备接收新患者和保持病室整洁美观。

（二）用物准备

床、床垫、床褥、枕芯、棉胎或毛毯、大单、被套或衬单及罩单、枕套。

（三）操作方法

1.被套法

（1）将上述物品置于护理车上，推至床前。

（2）移开床旁桌，距床 20cm，并移开床旁椅置于床尾正中，距床 15cm。

（3）将用物按铺床操作的顺序放于椅上。

（4）翻床垫：自床尾翻向床头或反之，上缘紧靠床头。床褥铺于床垫上。

（5）铺大单：取折叠好的大单放于床褥上，使中线与床的中线对齐，并展开拉平，先铺床头后再铺床尾。①铺床头：一手托起床头的床垫，另一手伸过床的中线将大单塞于床垫下，将大单边缘向上提起呈等边三角形，下半三角平整塞于床垫下，再将上半三角翻下塞于床垫下。②铺床尾：至床尾拉紧大单，另一手托起床垫，一手握住大单，同法铺好床角。③铺中段：沿床沿边拉紧大单中部边沿，然后双手掌心向上，将大单塞于床垫下。④至对侧：同法铺大单。

（6）套被套方法包括以下 2 种：①S 形式套被套法：被套正面向外使被套中线与

床中线对齐，平铺于床上，开口端的被套上层倒转向上约 1/3。棉胎或毛毯竖向三折，再按 S 形横向三折。将折好的棉胎置于被套开口处，底边与被套开口边平齐。拉棉胎上边至被套封口处，并将竖折的棉胎两边展开与被套平齐（先近侧后对侧）。盖被上缘距床头 15cm，至床尾逐层拉平盖被，系好带子。边缘向内折叠与床沿平齐，尾端掖于床垫下。同上法将另一侧盖被理好。②卷筒式套被套法：被套正面向内平铺于床上，开口端向床尾，棉胎或毛毯平铺在被套上，上缘与被套封口边齐，将棉胎与被套上层一并由床尾卷至床头（也可由床头卷向床尾），自开口处翻转，拉平各层，系带，余同 S 形式。

（7）套枕套：于椅上套枕套，使四角充实，系带子，平放于床头，开口背门。

（8）移回桌椅，检查床单，保持整洁。

2.被单法

（1）移开床旁桌、椅，翻转床垫、铺大单，同被套法。

（2）将反折的大单（衬单）铺于床上，上端反折 10cm，与床头齐，床尾按铺大单法铺好床尾。

（3）棉胎或毛毯平铺于衬单上，上端距床头 15cm，将床头衬单反折于棉胎或毛毯上，床尾同大单铺法。

（4）铺罩单，正面向上对准床中线，上端与床头齐，床尾处则折成斜 45°，沿床边垂下。转至对侧，先后将衬单、棉胎及罩单同上法铺好。

（5）余同被套法。

（四）注意事项

（1）铺床前先了解病室情况，若患者进餐或做无菌治疗时暂不铺床。

（2）铺床前要检查床各部位有无损坏，若有则修理后再用。

（3）操作中要使身体靠近床边，上身保持直立，两腿前后分开稍屈膝以扩大支持面增加身体稳定性，既省力又能适应不同方向操作。同时手和臂的动作要协调配合，尽量用连续动作，以节省体力消耗，并缩短铺床时间。

（4）铺床后应整理床单及周围环境，以保持病室整齐。

二、暂空床

（一）目的

铺暂空床供新入院的患者或暂离床活动的患者使用，保持病室整洁美观。

（二）用物准备

同备用床，必要时备橡胶中单、中单。

（三）操作方法

（1）将备用床的盖被四折叠于床尾。若是被单式，在床头将罩单向下包过棉胎上端，再翻上衬单作25cm的反折，包在棉胎及罩单外面。然后将罩单、棉胎、衬单一并四折，叠于床尾。

（2）根据病情需要铺橡胶中单、中单。中单上缘距床头50cm，中线与床中线对齐，床沿的下垂部分一并塞入床垫下。至对侧同上法铺好。

三、麻醉床

（一）目的

（1）铺麻醉床便于接受和护理手术后患者。

（2）使患者安全、舒适和预防并发症。

（3）防止被褥被污染，并便于更换。

（二）用物准备

1.被服类

同备用床，另加橡胶中单、中单两条。弯盘、纱布数块、血压计、听诊器、护理记录单、笔。根据手术情况备麻醉护理盘或急救车上备麻醉护理用物。

2.麻醉护理盘用物

治疗巾内置张口器、压舌板、舌钳、牙垫、通气导管、治疗碗、镊子、输氧导管、吸痰导管、纱布数块。治疗巾外放电筒、胶布等。必要时备输液架、吸痰器、氧气筒、胃肠减压器等。天冷时无空调设备应备热水袋及布套各2只、毯子。

（三）操作方法

（1）拆去原有枕套、被套、大单等。

（2）按使用顺序备齐用物至床边，放于床尾。

（3）移开床旁桌椅等，同备用床。

（4）同暂空床，铺好一侧大单、中段橡胶中单、中单及上段橡胶中单、中单，上段中单与床头齐。转至对侧，按上法铺大单、橡胶中单、中单。

（5）铺盖被包括以下内容：①被套式：盖被头端两侧同备用床，尾端系带后向内或向上折叠与床尾齐，将向门口一侧的盖被三折叠于对侧床边。②被单式：头端铺法同暂空床，下端向上反折和床尾齐，两侧边缘向上反折同床沿齐，然后将盖被折叠于一侧床边。

（6）套枕套后将枕头横立于床头，以防患者躁动时头部碰撞床栏而受伤。

（7）麻醉护理盘置于床旁桌上，其他用物放于妥善处。

（四）注意事项

（1）铺麻醉床时，必须更换各类清洁被服。

（2）床头一块橡胶中单、中单可根据病情和手术部位需要铺于床头或床尾。若下肢手术者将单铺于床尾，头胸部手术者铺于床头。全麻手术者为防止呕吐物污染床单则铺于床头。而一般手术者，可只铺床中部中单即可。

（3）患者的盖被根据医院条件增减。冬季必要时可置热水袋两只加布套，分别放于床中部及床尾的盖被内。

（4）输液架、胃肠减压器等物放于妥善处。

四、卧有患者床

（一）扫床法

1.目的

（1）使病床平整无皱褶，患者睡卧舒适，保持病室整洁美观。

（2）随扫床操作协助患者变换卧位，又可预防压疮及坠积性肺炎。

2.用物准备

护理车上置浸有消毒液的半湿扫床巾的盆，扫床巾每床一块。

3.操作方法

（1）备齐用物，推护理车至患者床旁，向患者解释，以取得合作。

（2）移开床旁桌椅，半卧位患者，若病情许可，暂将床头、床尾支架放平，以便操作。若床垫已下滑，须上移与床头齐。

（3）松开床尾盖被，助患者翻身侧卧背向护士，枕头随患者翻身移向对侧。松开近侧各层被单，取扫床巾分别扫净中单、橡胶中单后搭在患者身上。然后自床头至床尾扫净大单上碎屑，注意枕下及患者身下部分各层应彻底扫净，最后将各单逐层拉平铺好。

（4）助患者翻身侧卧于扫净一侧，枕头也随之移向近侧。转至对侧，以上法逐层扫净拉平铺好。

（5）助患者平卧，整理盖被，将棉胎与被套拉平，掖成被筒，为患者盖好。

（6）取出枕头，揉松，放于患者头下，支起床上支架。

（7）移回床旁桌椅，整理床单位，保持病室整洁美观，向患者致谢意。

（8）清理用物，归回原处。

（二）更换床单法

1.目的

（1）使病床平整无皱褶，患者睡卧舒适，保持病室整洁美观。

（2）随扫床操作协助患者变换卧位，又可预防压疮及坠积性肺炎。

2.用物准备

清洁的大单、中单、被套、枕套，需要时备患者衣裤。护理车上置浸有消毒液的半湿扫床巾的盆，扫床巾每床一块。

3.操作方法

（1）适用于卧床不起，病情允许翻身者。①备齐用物推护理车至患者床旁，向患者解释，以取得合作。移开床旁桌椅，半卧位患者，若病情许可，暂将床头、床尾支架放平，以便操作。若床垫已下滑，须上移与床头齐。清洁的被服按更换顺序放于床尾椅上。②松开床尾盖被，助患者侧卧，背向护士，枕头随之移向对侧。③松开近侧各单，将中单卷入患者身下，用扫床巾扫净橡胶中单上的碎屑，搭在患者身上再将大单卷入患者身下，扫净床上碎屑。④取清洁大单，使中线与床中线对齐。将对侧半幅卷紧塞于患者身近侧，半幅自床头、床尾、中部先后展平拉紧铺好，放下橡胶中单，铺上中单（另一半卷紧塞于患者身下），两层一并塞入床垫下铺平。移枕头并助患者翻身面向护士。转至对侧，松开各单，将中单卷至床尾大单上，扫净橡胶中单上的碎屑后搭于患者身上，然后将污大单从床头卷至床尾与污中单一并丢入护理车污衣袋或护理车下层。⑤扫净床上碎屑，依次将清洁大单、橡胶中单、中单逐层拉平，同上法铺好。助患者平卧。⑥解开污被套尾端带子，取出棉胎盖在污被套上，并展平。将清洁被套铺于棉胎上（反面在外），两手伸入清洁被套内，抓住棉胎上端两角，翻转清洁被套，整理床头棉被，一手抓棉被下端，另一手将清洁被套往下拉平，同时顺手将污棉套撤出放入护理车污衣袋或护理车下层。棉被上端可压在枕下或请患者抓住，然后至床尾逐层拉平后系好带子，掖成被筒为患者盖好。⑦一手托起头颈部，另一手迅速取出枕头，更换枕套，帮助患者枕好枕头。⑧清理用物，归回原处。

（2）适用于因病情不允许翻身的侧卧患者。①备齐用物推护理车至患者床旁，向患者解释，以取得合作。移开床旁桌椅，半卧位患者，若病情许可，暂将床头、床尾支架放平，以便操作。若床垫已下滑，需上移与床头齐。清洁的被服按更换顺序放于床尾椅上。②2人操作。一人一手托起患者头颈部，另一人一手迅速取出枕头，放于床尾椅上。松开床尾盖被，大单、中单及橡胶中单。从床头将大单横卷成筒式至肩部。③将清洁大单横卷成筒式铺于床头，大单中线与床中线对齐，铺好床头大单。一人抬起患者上半身（骨科患者可利用牵引架上拉手，自己抬起身躯），将污大单、橡胶中单、中单一起从床头卷至患者臀下，同时另一人将清洁大单也随污单拉至臀部。④放下上半身，一人托起臀部，一人迅速撤出污单，同时将清洁大单拉至床尾，橡胶中单放在床尾椅背上，污单丢入护理车污衣袋或护理车下层，展平大单铺好。⑤一人套枕套为患者枕好。一人备橡胶中单、中单，并先铺好一侧，余半幅塞患者身下至对侧，另一人展平铺好。⑥更换被套、枕套同方法一，两人合作更换。

（3）盖被为被单式时更换衬单和罩单的方法：①将床头污衬单反折部分翻至被下，取下污罩单丢入污衣袋或护理车下层。②铺大单（衬单）于棉胎上，反面向上，上端反折 10cm，与床头齐。③将棉胎在衬单下由床尾退出，铺于衬单上，上端距床头 15cm。④铺罩单，正面向上，对准中线，上端和床头齐。⑤在床头将罩单向下包过棉胎上端，再翻上衬单作 25cm 的反折，包在棉胎和罩单的外面。

4.注意事项

（1）更换床单或扫床前，应先评估患者及病室环境是否适宜操作。需要时应关闭门窗。

（2）更换床单时注意保暖，动作敏捷，勿过多翻动和暴露患者，以免患者过劳和受凉。

（3）操作时要随时注意观察病情。

（4）患者若有输液管或引流管，更换床单时可从无管一侧开始，操作较为方便。

（5）撤下的污单切勿丢在地上或他人床上。

第四节 导尿术

一、目的

（1）为尿潴留患者解除痛苦；使尿失禁患者保持会阴清洁干燥。

（2）收集无菌尿标本，作细菌培养。

（3）避免盆腔手术时误伤膀胱，为危重、休克患者正确记录尿量，为泌尿比重提供依据。

（4）检查膀胱功能，测膀胱容量、压力及残余尿量。

（5）鉴别尿闭和尿潴留，以明确肾功能不全或排尿功能障碍。

二、准备

（一）物品准备

治疗盘内：橡皮圈1个，别针1枚，备皮用物1套，一次性无菌导尿包一套（治疗碗两个、弯盘、双腔气囊导尿管根据年龄选不同型号尿管，弯血管钳一把、镊子一把、小药杯内置棉球若干个，液状石蜡棉球瓶一个，洞巾一块）。弯盘一个，一次性手套一双，治疗碗一个（内盛棉球若干个），弯血管钳一把、镊子两把、无菌手套一双，常用消毒溶液：0.1%苯扎溴铵（新洁尔灭）、0.1%洗必泰等，无菌持物钳及容器一套，男性患者导尿另备无菌纱布2块。

治疗盘外：小橡胶单和治疗巾一套（或一次性治疗巾），便盆及便盆巾。

（二）患者、护理人员及环境准备

让患者了解导尿目的、方法、注意事项及配合要点。取仰卧屈膝位，调整情绪，指导或协助患者清洗外阴，备便盆。护理人员应衣帽整齐，修剪指甲，洗手，戴口罩。环境安静、整洁，光线、温湿度适宜，关闭门窗，备屏风或隔帘。

三、评估

（1）评估患者病情、治疗情况、意识、心理状态及合作度。

（2）了解患者排尿功能异常的程度，膀胱充盈度及会阴部皮肤、黏膜的完整性。

（3）向患者解释导尿的目的、方法、注意事项及配合要点。

四、操作步骤

将用物推至患者处，核对患者床号、姓名，向患者解释导尿的目的、方法、注意事项及配合要点。消除患者紧张和窘迫的心理，以取得合作。

（1）用屏风或隔帘遮挡患者，保护患者的隐私，使患者精神放松。

（2）帮助患者清洗外阴部，减少逆行尿路感染的机会。

（3）检查导尿包的日期，是否严密干燥，确保物品无菌性，防止尿路感染。

（4）根据男性和女性尿道解剖特点执行不同的导尿术。

（一）男性患者导尿术操作步骤

（1）操作者位于患者右侧，帮助患者取仰卧屈膝位，脱去对侧裤腿，盖在近侧腿上，对侧下肢和上身用盖被盖好，两腿略外展，暴露外阴部。

（2）将一次性橡胶单和治疗巾垫于患者臀下，弯盘放于患者臀部，治疗碗内盛棉球若干个。

（3）左手戴手套，用纱布裹住阴茎前1/3，将阴茎提起，另一手持镊子夹消毒棉球按顺序消毒，阴茎后2/3部—阴阜—阴囊暴露面。

（4）用无菌纱布包裹消毒过的阴茎后2/3部—阴阜—阴囊暴露面，消毒阴茎前1/3，并将包皮向后推，换另一把镊子夹消毒棉球消毒尿道口，向外螺旋式擦拭龟头—冠状沟—尿道口数次，包皮和冠状沟易藏污，应彻底消毒，预防感染。污棉球置于弯盘内移至床尾。

（5）在患者两腿间打开无菌导尿包，用持物钳夹浸消毒液的棉球于药杯内。

（6）戴无菌手套，铺洞巾，使洞巾与包布内面形成无菌区域。嘱患者勿移动肢体保持体位，以免污染无菌区。

（7）按操作顺序排列好用物，用镊子取液状石蜡棉球，润滑导尿管前端。

（8）左手用纱布裹住阴茎并提起，使之与腹壁呈60°，使耻骨前弯消失，便于插管。将包皮向后推，右手用镊子夹取浸消毒液的棉球，按顺序消毒尿道口，螺旋消毒龟头、冠状沟、尿道口数遍，每个棉球只可用一次，禁止重复使用，确保消毒部位不受污染，污棉球置于弯盘内，右手将弯盘移至靠近床尾无菌区域边沿，便于操作。

（9）左手固定阴茎，右手将治疗碗置于洞巾口旁，男性尿道长而且又有三个狭窄处，当插管受阻时，应稍停片刻嘱患者深呼吸，减轻尿道括约肌紧张，再徐徐插入导尿管，切忌用力过猛而损伤尿道。

（10）用另一只血管钳夹持导尿管前端，对准尿道口轻轻插入20~22cm，见尿液流出后，再插入约2cm，将尿液引流入治疗碗（第一次放尿不超过1000mL，防止大量放尿，腹腔内压力急剧下降，血液大量滞留在腹腔血管内，血压下降虚脱及膀胱内压突然降低，导致膀胱黏膜急剧充血，发生血尿）。

（11）治疗碗内尿液盛 2/3 满后，可用血管钳夹住导尿管末端，将尿液导入便器内，再打开导尿管继续放尿。注意询问患者的感觉，观察患者的反应。

（12）导尿毕，夹住导尿管末端，轻轻拔出导尿管，避免损伤尿道黏膜。撤下洞巾，擦净外阴，脱去手套置弯盘内，撤出臀部一次性橡胶单和治疗巾置治疗车下层。协助患者穿好裤子，整理床单位。

（13）整理用物。

（14）洗手，记录。

（二）女性患者导尿术操作步骤

（1）操作者位于患者右侧，帮助患者取仰卧屈膝位，脱去对侧裤腿，盖在近侧腿上，对侧下肢和上身用盖被盖好，两腿略外展，暴露外阴部。

（2）将一次性橡胶单和治疗巾垫于患者臀下，弯盘放于患者臀部，治疗碗内盛棉球若干个。

（3）左手戴手套，右手持血管钳夹取消毒棉球做外阴初步消毒，按由外向内，自上而下，依次消毒阴阜、两侧大阴唇。

（4）左手分开大阴唇，换另一把镊子按顺序消毒大小阴唇之间—小阴唇—尿道口—自尿道口至肛门，减少逆行感染的机会。污棉球置于弯盘内，消毒完毕，脱下手套置于治疗碗内，污物放置治疗车下层。

（5）在患者两腿间打开无菌导尿包，用持物钳夹取消毒棉球于药杯内。

（6）戴无菌手套，铺洞巾，使洞巾与包布内面形成无菌区域。嘱患者勿移动肢体保持体位，以免污染无菌区。

（7）按操作顺序排列好用物，用镊子取液状石蜡棉球，润滑导尿管前端。

（8）左手拇指、示指分开并固定小阴唇，右手持弯持物钳夹取消毒棉球，按由内向外、自上而下的顺序消毒尿道口、两侧小阴唇、尿道口，尿道口处要重复消毒一次，污棉球及弯血管钳置于弯盘内，右手将弯盘移至靠近床尾无菌区域边沿，便于操作。

（9）右手将无菌治疗碗移至洞巾旁，嘱患者张口呼吸，用另一只弯血管钳夹持导尿管对准导尿口轻轻插入尿道 4～6cm，见尿液后再插入 1～2cm。

（10）左手松开小阴唇，下移固定导尿管，将尿液引入治疗碗。注意询问患者的感觉，观察患者的反应。

（11）导尿毕，夹住导管末端，轻轻拔出导尿管，避免损伤尿道黏膜。撤下洞巾，擦净外阴，脱去手套置弯盘内，撤出臀部一次性橡胶单和治疗巾置治疗车下层。协助患者穿好裤子，整理床单位。

（12）整理用物。

（13）洗手，记录。

五、注意事项

（1）向患者及其家属解释留置导尿管的目的和护理方法，使其认识到预防泌尿道感染的重要性，并主动参与护理。

（2）保持引流通畅，避免导尿管扭曲堵塞，造成引流不畅。

（3）防止泌尿系统逆行感染。

（4）患者每日摄入足够的液体，每日尿量维持在 2000mL 以上，达到自然冲洗尿路的目的，以减少尿路感染和结石的发生。

（5）为了保持尿道口清洁，女性患者可用消毒棉球擦拭外阴及尿道口，如分泌物过多，可用 0.02%高锰酸钾溶液冲洗，再用消毒棉球擦拭外阴及尿道口。男性患者可用消毒棉球擦拭尿道口、阴茎头及包皮，1～2 次/天。

（6）每周定时更换集尿袋 1 次，定时排空集尿袋，并记录尿量。

（7）每月定时更换导尿管 1 次。

第二章 院前急救护理

一、院前急救的任务、原则及特点

（一）院前急救的任务

1.对呼救患者的救护

急救中心（站）接到患者的紧急求救后应立即通知有关部门，调派救护车及医护人员携带急救设备、器械、药品以最快速度到达现场实施救援，是急救中心（站）的基本职能。

2.重大灾难、战争或群体发病时的救护

如 2001 年美国 "9·11" 事件，2003 年的非典型性肺炎（SARS）在全世界范围内流行，2005 年 2 月印度尼西亚地震引发的海啸以及战争伤害、水灾、火灾或交通事故等重大灾难事件中，致死、致伤人数众多，其规模和强度超出了受灾社区的自救和承受能力。此时应由有关领导部门统一协调、指挥，进行院前急救，如医护人员迅速进行伤检、分类，先负责抢救有生命危险的伤员，负责安全运输和疏散伤员至相应的医院。

3.防范性救护

如遇大型集会、运动会等情况，应设立临时急救站，以便及时对群众的突发病情实施救护。

4.通信网络中心的枢纽任务

通信网络一般由 3 部分组成：一是市民与急救中心（站）的联络；二是急救中心（站）与所属分中心（站）、救护车、急救医院的联络；三是急救中心（站）与上级领导、卫生行政部门和其他救灾中心的联络。急救中心（站）负责承上启下的枢纽任务。

5.急救知识的普及

提高公民的急救知识及技能水平，能极大提高急救成功率。可通过各种媒体，如报纸、电视、广播等进行急救知识和技术的教育和培训。

（二）院前急救的原则

院前急救大多没有充分的时间和条件做出鉴别诊断，因此必须遵循对症治疗的总原则。

具体来说，院前急救必须遵循以下5条原则。

1.先复苏后固定

遇到有心搏骤停伴有骨折伤员时，应先进行胸外按压和开放气道，待心跳、呼吸恢复后，再进行骨折固定。

2.先止血后包扎

遇到大出血又伴有创口者，应立即止血，再对创口进行处理。

3.先重伤后轻伤

遇到垂危的和病情较轻的伤员时，应先抢救危重伤员，后抢救病情较轻者。

4.先救治后运送

遇到需要急救的伤员，应先救治后运送，不要先送后救，以免耽误宝贵的救治时机，并注意在转运伤员的途中，不要停止救护措施。

5.急救与呼救并重

遇有成批的伤员时，要注意急救与呼救同时进行，特别是有多人在现场的情况下，要紧张而有序地开展工作，分工明确，较快地争取急救外援。

（三）院前急救的特点

院前急救与院内急救相比较，情况更复杂，无论在地点、环境、时间方面，还是患者对医疗服务要求等方面都有诸多不同，形成了具有突发性、紧迫性、艰难性、复杂性、灵活性等特点。

1.突发性

进行院前急救的对象一般是人们预料之外突然发生的各种急症、创伤、中毒及灾难事故导致的伤病员，由于事件突发、随机性强，往往让人措手不及。因此，普及和提高广大公民的救护知识和技能，是非常重要的一项社会性工作，当发生突发事件时，人们能够积极参与自救、互救和专业救援，以减少伤亡。

2.紧迫性

院前急救的紧迫性不但体现在患者病情急、时间紧迫上，而且患者及家属在心理上也存在焦虑和恐惧等特点。因此，救护人员应常备不懈，一旦接到"呼救"信号必须立即出车，刻不容缓；到达现场应立即进行抢救，充分体现"时间就是生命"的紧迫性。

3.艰难性

院前急救的现场复杂，大多环境较差，如在马路街头、公园、游览区等地，有较多的围观群众，使环境拥挤嘈杂；家中光线暗淡，狭窄的楼道不能为伤病员安置抢救的特殊体位；运送途中救护车震动与马达声等均会影响对伤病员的病情诊断与救治。因此，护理人员要熟练掌握急救知识与技能操作，以适应较差环境下的救护。

4.复杂性

呼救人员多为急危重症患者，且涉及各科疾病，病情复杂。急救人员应在熟练掌握急救知识与技能的前提下，对伤病员立即做出病情判断，果断进行处理，以抢救生命、对症治疗为主。

5.灵活性

院前急救所在环境一般无齐备的抢救器材和药品，故在抢救现场应机动灵活地寻找代替用品，就地取材，为患者争取更好的抢救时机。

二、院前医疗救援设备及物品

（一）院前急救供应室的设置

院前救治的患者情况及病种复杂，每天使用的医疗仪器及一次性物品较多，出车回来后，需要进行常规清洁、消毒、养护及补充，这就要求设置专用的院前急救供应室。

供应室是储存、检查、消毒、养护各种医疗仪器、设备及补充各种一次性物品的单位。通常设有里、外两间房屋，外间也可以是一条较宽的通道，其主要用途是回收急救车带回的污染的医疗垃圾、生活垃圾，并对当班收回的各种仪器、出诊箱外表进行清洁、消毒，再进入里间。

外间还需备有洗手池、手消毒液、烘干机供医务人员使用。

里间要有独立出口，设有各种适宜的物品架，用于摆放各种医疗抢救仪器及出诊箱。墙壁上配有专用仪器电源插座，用于对仪器充电（急救车上使用的仪器都应是直流电）。还应配有若干个无菌物品柜，存放各种无菌包及一次性无菌物品。此外，供应室还需设置应急物品架，储备各种仪器、药品、应急外伤包、各种固定垫、一次性担架单和尸袋等，供急救人员临时借用。

急救供应室应有专人值班，负责每日清点仪器、物品，对借出及回收要有登记、清洁、消毒室内环境，定时对仪器、电池充电养护，按时补充、更换各类应急物品及过期物品，定时配制各类消毒液，清洗消毒毛巾。遇有大型突发事件，值班人员可作为替补人员参加现场抢救工作。

（二）院前急救供应车

供应车是用于院前急救现场的流动医疗物资配送车，主要是为应对各种大型灾害事故和抢救成批伤员，特别是需要急救人员较长时间滞留现场时所配备的一种特殊车辆。发生大型灾害或公共突发事件有其一定的特殊性和偶然性，急救人员到达现场后，可能没有携带、配备足量或适宜的抢救设备、物品或防护用品，直接影响在现场实施有效的抢救工作，此时就需要急救供应车支援。

供应车出动时要有专人跟车，到达抢救现场后，负责补充、供应各种急救物品、药品。平时供应车要固定车号、固定车位，定期清点物品、药品，有查车记录，及时补充、更换，以确保随时处于待命状态。

供应车可根据当地的城市规模、人口数量、社会和经济发展特点及交通状况等因素，配备各种院前急救器材和药品。主要物品有以下几种：

1.常用急救物品和药品

根据需要准备一定的仪器、物品，如氧气瓶、烧伤油单、尸袋（单）、充气床垫、救生保暖单、各种解毒剂、液体、输液器、注射器。

2.应急外伤包（若干）

内有三角巾（尽可能多些）、绷带、颈托、小夹板、手电筒、胶布、上下肢止血带、伤情识别卡。

3.防护用品

防毒面具、安全帽、乳胶手套、棉纱口罩、雨衣、雨鞋、消毒剂。

4.辅助用具

应急照明灯、特殊警戒线、灭火器、大剪刀、铁锹。

5.其他

配备少量的生活用品，如大衣、卫生纸、毛巾、口杯等。

（三）急救车上的装备

1.医生出诊箱

一般选用重量轻、坚固、耐磨、防水和不易变形的材料制成，以内科为主。内有听诊器、表式血压计、叩诊锤、剪刀、止血钳、镊子、体温计、手电筒等各1个。止血带不少于3根（一人一带，用后带回供应室消毒）。5ml注射器、10ml注射器、输液器、静脉留置针各5副。20ml注射器、50ml注射器1～2支，输液贴膜、棉签、胶布、消毒棉片若干（出诊箱内不宜用碘酒、酒精瓶，因为每周消毒不方便，途中颠簸易损或溢出，弄污诊箱、腐蚀金属器材，所以最好选用酒精棉片）。心电监护电极片1包、导电膏1支、心内针1～2支、死亡证明3张，药品处方若干（一式两份，底联给患者）。

急救药品可根据需要一部分药品标准配备，另一部分新药可选配。常用的急救药品有中枢神经兴奋剂、拟肾上腺素药、强心药物、血管扩张剂、抗心律失常药、利尿剂、激素类药、抗胆碱药、镇痛镇静类药、解毒剂和止血药等。

其他：25%葡萄糖注射液、10%硫酸镁注射液。

液体：5%葡萄糖注射液 250ml×2、生理盐水 250ml×2、25%甘露醇 250ml×2、5%碳酸氢钠 250ml×1。液体应选用软包装，不用排气针，因为院前抢救条件差，空气污染较重，宜用软包装全密闭式输液方法。

2.心肺复苏插管箱（包）

手柄 1 把、喉镜（大、中、小）3 个、一次性气管插管 3 根（不同尺寸）、导丝 1根、5ml 注射器 1 支、口咽通气管 2 支、给氧面罩 1 个、呼吸皮球 1 个、心脏按压泵 1个、备用电池 2 节、吸痰管 2 根。

3.外伤急救包

军用三角巾 10 个、绷带 2 列、颈托 2 个、夹板 2 付、上下肢止血带各 1 根、一次性乳胶手套若干副、尸袋 1 个。

4.各种仪器

除颤监护仪（最好带自动除颤及血压检测功能）、心电图机、输液泵、车载氧气瓶（20L 以上）、便携式氧气瓶（2～4L）2 个、血糖测试仪、吸引器、锐器盒（存放用过的针头、针芯及安瓿）。

5.车上备用

药品：10%葡萄糖液 250ml×2、5%葡萄糖液 250ml×2、生理盐水 250ml×2、706 代血浆 500ml×2、林格液 500ml×2。

供应室还需准备供临时借用的器材，包括呼吸机、血氧监测仪、导尿包、脐带包、抗休克裤等。每日下班后，急救车上所有的急救仪器和设备应交回供应室，进行外表清洁、消毒；急救车车厢每天也要进行清洁、消毒。

西方一些发达国家还在急救车上配备了血气、心肌酶、CO、血红蛋白检测仪、袖珍冰箱（存放胰岛素及某些血检验试纸）、微型便携式 B 超仪（用来判断有无内脏出血或腹主动脉瘤）等先进的仪器设备。

三、我国主要急救机构的主要组织形式及设置

世界各国的急救医疗发展都经历了漫长的过程，并具有本国特色。特别是近30年来，急救医学发生了根本性变革。以美国、德国、法国为代表的一些国家建立了急救医疗服务体系（MESS），MESS越来越受到世界各国的重视，并得以迅速发展。而我国主要城市的院前急救组织管理形式和设置也各有自己的特点。

（一）我国院前急救机构的主要组织形式

目前，我国各大中城市及地区根据各自不同的特点设有不同形式的院前急救机构，主要有以下几种：

1.急救指挥中心形式

急救指挥中心形式是目前我国大多数城市所采用的急救机构组织形式。指挥中心受当地卫生行政部门的直接领导，由医疗急救中心站及其分站与该市若干医院组成急救网络，一般设有"120"急救专线，其职能是接到求救要求后，由指挥中心调度就近分站的急救人员及救护车进行现场急救，然后将患者监护运送到网络医院进一步救治。

2.依附医院的急救中心

此模式多见于中小城市和县中心医院，目前重庆等城市采用的即为这种模式。它是在本地区市卫生部门的领导下，附属于某一大型综合性医院的急救机构组织形式，此模式的急救中心实质上是医院的一个部门，其职能是接到求救要求后，由医院的院前急救部派人派车到现场施救，然后将患者监护运送回医院实施院内急救。

3.附属消防署的急救形式

在香港特别行政区，院前急救组织隶属于消防署，下设多个救护站，形成急救网络，在香港特区政府直接领导下，可与警察、消防等联合行动，快速有效地进行院前急救。此种模式有利于对灾难、意外事故的快速联合行动。

4.综合自主形式的急救中心

此模式见于北京，由院前急救、急诊科急救、重症监护构成。急救中心拥有现代

化的调度通信设备，可以和北京市政府、北京市卫生局、北京各大医院直接进行通信联系。院外急救工作由医师、护士协作承担，部分患者经院外急救处理后转送中心监护室继续治疗，多数患者则被转运到其他医院，急救中心是北京市院外急救和重大急救医疗任务的统一指挥、调度和抢救中心。

（二）设置

急救中心（站）的设置应根据区域的地理位置、经济条件、医疗条件、交通状况、急诊需求、人口密集程度等多种因素来综合考虑、合理布局。

1.地点

急救中心（站）应设立在区域的中心地带或人口密集区，要求车辆出入方便，尽量靠近大型综合医院、市区，服务半径一般为3～5公里，郊区、县为10～15公里。

2.建筑设施及规模急救中心

建筑面积应>1600m²，急救站的面积应>400m²，具备通信、运输、行政办公和急救医疗场地。急救中心要设一定数量的急救分站，应考虑布局合理，并与医院建立密切联系，形成一定的急救网络。

3.数量

拥有30万以上人口的地区，应建有1个院前急救中心（站），并使用"120"急救专线电话。

4.设备的配备

急救中心（站）应配备一定数量的救护车，同时还应准备现场急救和途中急救最基本的医疗设备和药物，如心电监护、除颤仪、心电图机、供氧装置、气管内插管器械、简易呼吸器、便携式呼吸机、吸引器、建立静脉通道的所用物品等。

5.反应时间

反应时间是指急救中心在接到呼救电话至救护车到达现场所需要的时间，是评价急救中心（站）院前急救服务质量的重要指标之一，一般要求在接到救护指令后，急救车必须在3分钟内开出医院，在市区10km以内，救护车到达现场的时间为10～15

分钟。

四、院前急救护理

救护人员到达急救现场后，应向患者或目击者简单询问病史及发病过程，迅速、果断地对伤病员做出准确的评估后采取必要的救护措施支持生命，然后将其安全转运。

（一）护理评估

1.评估生命体征

（1）判断意识：观察患者意识状态，瞳孔大小、对光反应、是否散大固定。

（2）观察有无呼吸以及呼吸节律、频率、深浅度，是否有特殊气味。检查呼吸道是否通畅。

（3）触摸桡动脉及全身大动脉搏动是否存在，听诊心音，判断是否有心律失常，测量血压，了解全身循环情况。

（4）测量体温，可用体温计测量或直接用手触摸，了解患者体表温度。

2.全身检查

（1）头颈部：仔细触摸头颈部，判断是否有颅骨骨折、颈椎骨折、皮肤裂伤。检查耳、鼻、眼、口腔是否有出血或其他液体流出，是否有异物。观察面部、口唇、耳垂皮肤颜色是否发绀。

检查颈部抵抗力增强或下降，棘突有无压痛。

（2）胸腹背部：观察胸腹背部是否有损伤或骨折，胸廓是否对称，听诊肺部呼吸音，考虑有无出血、气胸存在。外伤患者注意有无内脏损伤，必要时行胸部穿刺或腹部穿刺。观察疼痛的性质，有无放射性疼痛，有无腹肌紧张等急腹症症状，检查脊柱是否有骨折，应避免盲目搬动患者，以免造成继发性损伤。检查骨盆及尿道、外阴部有无损伤。

（3）四肢：观察四肢皮肤颜色、温度、末梢循环情况，有无出血点。检查有无畸形、疼痛、肿胀、关节活动情况。检查四肢肌张力情况，是否存在偏瘫或四肢瘫。

（4）其他：女性患者应注意有无阴道流血。

（二）初步病情判断

根据国家卫生部第 39 号令规定，在现场医疗救护中，尤其是重大灾难救护时，应依据伤员的伤病情况，按轻度、中度、重度、死亡分类，分别以"绿色、黄色、红色、黑色"的伤员卡做出标志，置于伤员的左胸部或其他明显部位，便于医护人员辨认并采取相应措施。

1.危重伤

是指危及患者生命，需要立即急救，并需要专人护送、严密观察、迅速送往医院救治的伤情。伤情范围包括各种原因引起的窒息、昏迷、休克、大出血、溺水、电击、中毒以及头、颈、胸、腹的严重损伤等危及生命时。

2.中、重度伤

是指暂不危及生命，可在现场处理后由专人观察，并运送到医院进一步救治的伤情。伤情范围包括头部、胸部、颈部、腹部损伤及两处以上肢体骨折、肢体断离、大出血、骨盆骨折、大面积烧伤、软组织伤等。

3.轻伤

是指伤情较轻，能行走或仅有 1 处软组织挫伤的伤情，如皮肤割裂伤、擦伤、小面积烧伤、关节脱位或 1 处肢体骨折者。

4.死亡

是指呼吸、心跳停止，各种反射均消失，瞳孔散大者。

（三）初步救护措施

做出初步判断后，护理人员应遵医嘱，配合医师对患者实施救护措施，包括协助患者取合适的体位、快速建立静脉通道、实施基础生命支持（BLS）和进一步生命支持（ALS）技术，如人工呼吸、胸外心脏按压、心脏电除颤、心电监护、气管内插管、止血、固定等措施。

1.协助患者取合适的体位

对意识丧失者，应将头偏向一侧，防止舌后坠或呕吐物等阻塞呼吸道引起窒息。

对需行心肺复苏术者，在其身体下垫上硬板，并开放呼吸道，应取去枕平卧位，头向后仰，上提下颌，以利人工呼吸。对一般患者，根据病情取舒适体位，如屈膝侧卧位、半卧位等。

2.保持呼吸道通畅，维持呼吸功能

注意清除患者口腔、咽喉和气管内的异物及痰液等。昏迷者要防止舌后坠，用口咽管通气或用舌钳牵出固定。缺氧者给予有效的氧气吸入。对呼吸停止者，迅速开放呼吸道，进行人工呼吸，如气管内插管、应用简易人工呼吸器、环甲膜穿刺等。开放性气胸者，应立即封闭创口。

对于张力性气胸的患者，应立即穿刺排气。对胸腔内积血、积液者，进行胸腔闭式引流。

3.维持循环功能

包括高血压急症、心力衰竭、冠心病、急性心肌梗死的处理和各种休克的处理，严重心律失常的药物治疗、心电监测、心脏电除颤和心脏起搏及胸外心脏按压术等。

4.迅速建立静脉通道

建立有效的静脉通道，维持有效循环血量和保证治疗药物及时进入体内。危重症患者需建立两路静脉通道。静脉输液最好选用留置针，保证输液快速、通畅地进行。

5.创伤的处理

对各种创伤可采取针对性的止血、包扎和固定措施。

6.脑复苏

实施基础生命支持时即开始注意脑复苏，及早进行头部降温，以提高脑细胞对缺氧的耐受性，保护血脑屏障，减轻脑水肿，降低颅压，减少脑细胞的损害等。可采用冷敷、冰帽、酒精擦浴等降温措施。

7.心理护理

突遇意外，患者往往没有心理准备，可出现各种心理反应，如焦虑、恐惧、抑郁等，此时护理人员应保持镇静，并以娴熟的救护技术对患者实施救护，同时应关心、安慰患者。另外，对患者家属应客观地介绍病情，以取得其合作和理解。

（四）伤员的转运及途中护理

1.转运前救护准备

（1）转运前准备：急救护士应检查急救车上的急救药品、器械和设备，针对病情做好充分的准备，确保转运途中能正常使用。

（2）通报病情：救护人员应向患者及家属做好转运解释工作，说明病情及转运途中可能出现的危险，取得患者及家属的理解和配合。

（3）通信联络与急救中心（站）或医院取得联系，并通报患者的伤情，以利于医院做好接收患者的准备。

（4）病情评估：转运前必须再次测量患者各项生命体征。

2.搬运技巧

伤员搬运工作应在原地进行抢救及止血、包扎、固定伤肢后进行。搬运重伤员时，动作要轻柔。遇颈椎、腰椎损伤患者必须3人以上同时搬运，保持脊柱的轴线水平，以防受伤的脊柱发生错位继发脊髓损伤导致患者截瘫。常见的搬运方法有以下几种：

（1）四人搬抬法：每人将双手平放后分别插入患者的头、胸、臀和下肢下面，使伤员身体保持在同一水平直线上。一人负责其头部稳定，一人负责搬抬胸背部，一人负责腰及骨盆，一人负责下肢搬抬。准备好后，喊"一、二、三"，同时将患者轻轻搬起，保持脊柱轴线水平稳定，然后平稳地把患者搬运到担架上。

（2）侧翻搬抬法：患者侧卧，将担架正面紧贴患者背部，由2～3人同时将伤员连同担架侧翻，使伤员置于担架上。

3.转运途中的护理

（1）体位：根据病情选择安全舒适的体位，如一般伤员在担架上取平卧位；昏迷、恶心、呕吐的伤员取侧卧位，以防呕吐物误吸引起窒息；颅脑损伤患者则应垫高头部，并用沙袋固定头部以减少震动和损伤；对气胸和腹部损伤的伤员可用被褥或大衣垫成半卧位；对高位截瘫患者，应取平卧位，同时注意保持头颈部的稳定；休克患者若使用飞机转运，因其血容量少、血压低，头部应朝机尾，以免飞行中引起脑缺血。

（2）心电监护：应用监护仪对患者进行持续的心电监护时，应注意心电示波的图形、P-QRS-T 是否顺序出现，各心电波形间隔是否相等，频率多少，有无期前收缩，是否存在心肌供血不足或严重心律失常，护理人员对常见的心律失常要有识别能力，并及时报告医师。对特殊病例，必要时使用遥测心电监护装置，向接收医院求救。

（3）给氧或机械通气：对应用鼻导管给氧或面罩给氧的患者，应保持气道通畅，确保患者得到氧疗，如及时清除患者口腔内的分泌物，防止误吸。自主呼吸极其微弱者，可应用面罩给氧或使用机械通气。如患者呼吸停止或自主呼吸无效可行气管插管，护理人员要注意插管位置的固定。对接受氧疗的患者，护士要密切观察，如呼吸频率及幅度的改变，有无被迫呼吸体位，唇、甲及其他部位的末梢循环是否良好，并及时记录。

（4）保持各管道的畅通：护送带有输液管、气管插管及其他引流管的患者时，护理人员应注意保持各管道的畅通，防止下坠、脱出、移位、扭曲、受压和阻塞等，转运途中由专人观察、保护。特别是有效的静脉通道，是对重症患者进行高级生命支持急救的主要护理措施。在转运途中，常因搬动使穿刺针头位置移动，造成外渗。故在转运途中，应注意保持穿刺点的固定。

（5）其他：对于使用止血带的伤员，要特别注意定时松解（30～60 分钟松解 1 次，每次持续 2～3 分钟），松解止血带时要用力按住出血的伤口，以防发生大出血并及时准确记录上止血带及松解止血带的时间。使用担架转运工具时遇恶劣天气，必须注意保护伤员，担架上应备有防雨、防暑、防寒用物，如雨布、棉被、热水袋等。若转运路途较远，护理人员应注意预防压伤和压疮，定时为患者翻身或调整体位。

五、院前消毒及隔离技术

（一）工作人员的消毒与隔离技术

院前工作与院内工作在消毒隔离和个人防护上有很大的差别，因为当医务人员接到出车转运的任务时，经常由于呼叫 120 的人员不是医务人员，无法准确告之患者的诊断，使得医务人员处于无个人防护的状态，所以医务人员必须掌握隔离的种类和措施。

1.隔离的种类及措施

（1）以类目为特点的隔离（A系统）

1）严密隔离：严密隔离为预防高度传染性及致命性强毒力病原体感染而设计的隔离。目的是防止经空气和接触等途径的传播。用于白喉、肺鼠疫、天花、艾滋病、播散型带状疱疹及病毒性出血热等疾病的隔离。

2）接触隔离：接触隔离为预防高度传染性和严重流行病学意义并经过接触途径（直接和间接）传播的感染而设计的隔离类型。用于新生儿脓疱疹、播散性单纯疱疹、淋球菌眼结合膜炎、风疹、狂犬病、白喉、大面积皮肤烧伤和创伤、婴幼儿急性咽炎、肺炎以及多重耐药菌株感染者及定植者。

3）呼吸隔离：呼吸道隔离为防止传染病经空气中气溶胶（飞沫）短距离传播而设计的隔离类型。隔离疾病有麻疹、腮腺炎、百日咳、流行性脑脊髓膜炎、肺炎、传染性红斑等。

4）结核菌（病）隔离（AFB隔离）：结核菌（病）隔离是针对结核患者（痰涂片结核菌阳性或阳性的X线检查证实为活动性结核，包括喉结核）而设计的隔离。婴幼儿肺结核一般不要求此类隔离。

5）肠道隔离：肠道隔离为预防通过直接或间接接触感染性粪便而传播的疾病，目的是切断粪-口传播途径。隔离疾病有霍乱、副霍乱、甲型肝炎、传染性腹泻、脊髓灰质炎、由肠道病毒引起的脑膜炎、坏死性肠炎、柯萨奇病毒感染以及各种肠道病原体引起的胃肠炎等。

6）引流物-分泌物隔离：引流物-分泌物隔离为防止直接或间接接触感染性脓液或分泌物的传染而设计的隔离。隔离疾病有轻型皮肤伤口及烧伤感染（重型的归在接触性隔离中），轻型感染性溃疡、皮肤及伤口感染。

7）血液-体液隔离：血液-体液隔离是防止通过直接或间接接触传染性血液及体液

的感染而设计的隔离。适用于病毒性肝炎（乙肝、丙肝、戊肝）、艾滋病、疟疾、钩端螺旋体病、梅毒、回归热、登革热、黄热病及鼠咬热等。

（2）以疾病为特点的隔离（8 系统）：根据每种疾病的需要而采取的隔离措施，各种疾病的预防措施是依据美国疾病控制中心将分泌物、渗出物、排泄物、体液和脑脊液分为传染的或可能传染的建议拟定的并采用了相应的隔离措施提示卡。

（3）体内物质隔离法：体内物质隔离法的对象为"所有"患者都采用屏障隔离措施，又称为全面性屏障隔离，主要是对血液和体液实施全面屏障隔离。

1）体内物质隔离的范围：主要是指血液、精液、阴道分泌物、脑脊液、心包液、腹膜液、胸膜液、滑膜液和羊水，但不包括汗液、泪液、唾液、粪便、鼻分泌物、尿液、痰液和呕吐物。

2）保护屏障与预防措施：何时需要采取保护屏障主要取决于患者所患疾病病原体的传播途径而予以选择。措施包括洗手/洗手设备，戴口罩/眼罩、护目镜、手套（一次性手套），穿隔离衣、塑胶围裙，废弃物和污染物的处理，标本的运输和处理，空针和尖锐物品的处理，医疗器械的处理。

（4）普遍预防：普遍预防措施是指预防在医疗机构内非胃肠道、黏膜和不完整皮肤暴露于经血传播的病原体。建议进行乙肝免疫接种，作为暴露于血液者普遍预防措施的一种重要辅助手段。

普遍预防措施包括：洗手/洗手设备，戴口罩/眼罩、护目镜、手套（一次性手套），穿隔离衣、塑胶围裙，废弃物和污染物的处理，空针和尖锐物品的处理。

应禁止有渗出性损伤或皮肤炎症的卫生保健工作人员从事患者的直接护理工作或接触患者的诊疗器械，直到伤病痊愈。

如果诊断或疑似诊断的传染病不是经血液传播时，如有必要则按 A 系统或 B 系统采取相应的隔离措施。

（5）标准预防

1）认为患者的血液、体液、分泌物、排泄物均具有传染性，需进行隔离，不论其是否具有明显的血液污染或是接触非完整的皮肤与黏膜，既能防止血源性疾病的传播，也能防止非血源性疾病的传播。

2）双向保护，既强调防止疾病从患者传至医护人员，也强调防止疾病从医护人员传至患者和患者传至医护人员再传至患者。

3）其隔离措施是根据各种疾病的主要传播途径（接触、空气、微粒、常规工具和虫媒五种），包括接触隔离、空气隔离、微粒隔离三种。

4）甲类传染病及乙类传染病中的传染性非典型肺炎、人感染高致病禽流感防护用品及防护服的穿脱方法。

（6）全套防护服：包括工作服、隔离衣、连身防护服、布帽子、12层以上纱布口罩+带鼻夹的外科口罩（或戴N-95口罩）、防护眼镜、头盔（必要时用）、胶皮手套、防水围裙（必要时用）、长筒胶靴和鞋套。

（7）穿防护服的流程：应备三层服装，包括分身工作服、分身隔离服、连身防护服。

1）分身工作服外穿分身隔离衣。

2）工作帽，盖住头发、两耳和颈部。

3）口罩两层（口罩要戴严），并在鼻翼两侧塞上棉球。

4）穿连身防护服、长筒胶靴、鞋套（上车前或进病房时穿）。

5）戴胶皮手套（两层）、防护眼镜。

（8）脱防护服的流程

1）转运患者（消毒车辆）结束后，双手戴手套在0.5%过氧乙酸消毒液中浸泡3分钟。同时穿长筒胶靴站在盛有0.5%过氧乙酸消毒液深度为30～40cm的药槽中浸泡3～5分钟。

2）取下护目镜放在0.3%过氧乙酸消毒液中浸泡30分钟，清水冲洗晾干备用。

3）脱连身防护服、鞋套、外层手套及外层口罩，并将连身防护服、手套、鞋套及口罩浸泡于0.5%过氧乙酸消毒液中1小时后按医疗垃圾处理。

4）布隔离服及布帽子浸泡于 0.5%过氧乙酸消毒液中 1 小时后，封闭在双层黄色垃圾袋内送洗衣房消毒清洗后方可再次使用。

5）内层手套、内层口罩按医疗垃圾处理。

6）脱胶靴前应再次用消毒液浸泡 3 分钟，再次洗手。

7）入污染区：泡手（套）泡足（鞋）→摘护目镜→脱防护服→鞋套→外层口罩。

8）入半污染区：脱布隔离服→布帽子→脱内层口罩→脱胶靴→脱内层手套→洗手（按六步洗手法进行）。

9）入清洁区：下班前进行卫生通过（淋浴，口腔、鼻腔及耳道的清洁消毒）后方可离开工作区域。

2.工作人员的手消毒

每次转运患者后及全天工作结束前用干燥肥皂或无菌肥皂液，用流动水，按六步洗手法进行洗手，用擦手毛巾（纸）擦干。擦手毛巾要每日消毒，不能使用公用毛巾，也可用烘手器烘干。必要时进行手消毒。

（二）急救车上医疗仪器设备、医疗用品及车辆的消毒

1.医疗仪器设备及医疗用品的消毒

急救车上装备仪器及物品的消毒包括听诊器、表式血压计、叩诊锤、剪刀、止血钳、镊子、体温计、手电筒、止血带（一人一带）、注射器、输液器、静脉留置针、输液贴膜、棉签、胶布、酒精消毒棉片。

心肺复苏插管箱（包）包括手柄、喉镜、一次性气管插管、导丝、口咽通气管、给氧面罩、呼吸皮球、心脏按压泵、吸痰管。

仪器设备有除颤监护仪、心电图机、输液泵、车载氧气瓶、便携式氧气瓶、血糖测试仪、吸引器、锐器盒等。

医院消毒工作包括清洁、消毒、灭菌三个方面。对于急救车上的抢救仪器，由于不是进入人体的高危险性物品，一般情况下要求保持清洁。如果遇有转运消化道、呼吸道等传染病的患者后，对使用后的医疗仪器，应该采取消毒—清洁—再消毒措施。

消毒应该采用对仪器表面没有损坏的中效消毒剂。在转运甲类传染病、乙类传染病中的传染性非典型肺炎、人感染高致病性禽流感等患者后，消毒应该采用对仪器表面没有损坏的高效消毒剂。

2.车辆的消毒

凡转运甲类传染病及乙类传染病中的传染性非典型肺炎、人感染高致病禽流感等传染病患者时，车辆应回到污染停车场，消毒人员穿全套防护服消毒车辆。

首先关闭车窗，用0.8%过氧乙酸消毒液进行气溶胶喷雾消毒，空气用量20～40ml/m³，表面及地面喷至湿润，参考用量100～200ml/m³。消毒完毕后关闭车门，作用60分钟后开窗、开门通风，进入清洁停车场备用。

转运甲类传染病及乙类传染病中的传染性非典型肺炎、人感染高致病禽流感等传染病患者的车辆，前后舱要有隔断，消毒时前后舱均应消毒。车内消毒顺序：先从外到里，再从里到外、从上到下。

凡传染病患者可能污染的部位均应重点消毒（如后舱内外门把手，窗户开关，担架扶手等）。

（三）医疗垃圾的分类与处理

1.分类

黑色垃圾袋——一般性废弃物，医患人员普通生活垃圾。

黄色垃圾袋——医用固体废弃物、感染性废弃物。

坚固的容器——锐利物品。

2.处理

（1）医用固体废弃物

1）需要废弃的敷料（棉球、棉签、纱布、棉垫、绷带、引流条）。

2）用后的注射器、输液（血）器、套管针、止血带、压舌板等。

3）被血液及感染性体液污染的一次性布类、纸类及其他类。

4）需废弃的空尿袋（管）、引流袋（瓶）、引流管、手套、插管等。

5）需废弃的帽子、口罩、患者被服、衣裤等。

此类废弃物属于医疗垃圾，应放入黄色垃圾袋，统一带回医院医疗垃圾站，由医院统一清运、焚烧。

（2）锐利物品

1）各类刀片、缝针、针灸针。

2）实验室废弃的载玻片、玻璃试管。

3）废弃的安瓿、破碎体温计的玻璃部分。

4）使用后的注射器针头，输液器、输血器的上下两端锐利部分。

此类属于医疗垃圾中的锐利物品，应统一放入锐器盒内，装满 3/4 后封闭容器，统一带回医院医疗垃圾站，由医院统一清运、焚烧。

3.其他

（1）各类引流液在倾倒前，必须经 500～1000mg/L 含氯消毒剂消毒 30 分钟后倒入污水池。

（2）被体液、血液污染及传染病患者污染的衣物、被服应密封在黄色垃圾袋中，送到医疗垃圾站，由医院统一清运、焚烧。

（3）被特殊病原体（艾滋病、气性坏疽、破伤风等）污染的衣物、被褥、敷料等密封在双层黄色垃圾袋中，送到医疗垃圾站，由医院统一清运、焚烧。

（4）被特殊病原体（艾滋病、气性坏疽、破伤风等）污染的器械用 2000mg/L 含氯消毒液浸泡 30 分钟后再进行清洗。

第三章　呼吸系统疾病护理

第一节　肺炎

肺炎是指终末气道、肺泡和肺间质的炎症，可由病原微生物、理化因素、免疫损伤、过敏及药物因素所致，其中最常见的是细菌性肺炎。临床上表现为发热、寒战、胸痛、咳嗽和咳脓痰，X 线胸片上可见至少一处不透光阴影。

一、病因与发病机制

当各种因素导致呼吸道局部和全身免疫防御系统受损时，病原体可经以下途径侵入下呼吸道引起肺炎：空气吸入、血行播散、邻近部位的感染直接蔓延、上呼吸道定植菌的误吸。

二、临床表现

肺炎的症状变化较大，可轻可重，决定于 3 个主要因素：局部炎症程度，肺部炎症的播散和全身炎症反应程度。

（一）症状

常见症状为咳嗽、咳痰或原有呼吸道症状加重，并出现脓性痰或血痰，伴或不伴胸痛。重症患者有呼吸困难、呼吸窘迫症状。

（二）体征

肺实变时有典型的体征，如叩诊浊音、语颤增强和支气管呼吸音等。并发胸腔积液者，患侧胸部叩诊浊音、语颤减弱、呼吸音减弱。

三、辅助检查

（一）实验室检查

1.血常规

白细胞计数和中性粒细胞明显升高，且呈核左移现象，或胞质内有毒性颗粒。

2.细菌检查

痰涂片或培养有助于明确病原体。

3.血和胸腔积液培养

肺炎患者血和痰培养分离到相同细菌，可确定为肺炎的病原菌。胸腔积液培养到的细菌则基本可认为是肺炎的致病菌。

4.其他

经皮细针吸检和开胸肺活检、尿抗原试验、血清学检查、血气分析等。

（二）影像学检查

胸部 X 线征象可为肺炎发生的部位、严重程度和病原学提供重要线索。CT 对揭示病变性质、隐匿部位病变和其他伴随改变（胸腔积液、纵隔和肺内淋巴结肿大）有帮助。B 超用于探测胸腔积液和贴近胸壁的肺实质病灶，可指导穿刺抽液和经胸壁穿刺活检。

四、治疗要点

抗感染治疗是肺炎治疗的关键环节，包括经验性治疗和抗病原体治疗。前者主要根据患者流行病学资料和临床表现与影像特征，选择可能覆盖病原体的抗菌药物；后者根据呼吸道或肺组织标本的培养和药物敏感试验结果，选择体外试验敏感的抗菌药物。肺炎的抗菌药物治疗应尽早进行，一旦怀疑为肺炎即马上给予首剂抗菌药物。

肺炎链球菌肺炎首选青霉素 G，葡萄球菌肺炎可选用耐青霉素酶的半合成青霉素或头孢菌素，肺炎支原体肺炎首选大环内酯类抗生素，肺炎衣原体肺炎首选红霉素，病毒性肺炎可选用利巴韦林、阿昔洛韦等病毒抑制剂。

五、护理措施

（一）一般护理

1.运动与休息

卧床休息，减少活动，以减少组织对氧的需要，帮助机体组织修复。应尽量将治疗和护理集中在同一时间内完成，以保证患者有足够的休息时间。

2.饮食

给予高热量、高蛋白和富含维生素的流质或半流质饮食，并鼓励患者进食。对不能进食者，必要时用鼻饲补充营养，以弥补代谢的消耗。鼓励患者多饮水，每日摄入量在1~2L。需静脉补液者，滴速不宜过快，以免引起肺水肿。

3.口腔护理

高热患者，唾液分泌减少，口腔黏膜干燥，口腔内食物残渣易发酵，促使细菌繁殖。同时机体抵抗力下降及维生素缺乏，易引起口唇干裂、口唇疱疹、口腔炎症、溃疡。应在清晨、餐后及睡前协助患者漱口，或用漱口液清洁口腔，口唇干裂可涂润滑油保护。

（二）病情观察

观察患者的神志、生命体征、皮肤、黏膜、尿量等变化，尤其是关注儿童、老人、久病体弱者的病情变化。及时发现早期休克征象，协助医师及时采取救治措施。准确记录出入液量，估计患者的组织灌流情况。按医嘱执行导尿术及做中心静脉压测定。

（三）对症护理

1.发热的护理

高热时一般先用物理降温，如枕部冷敷、温水擦浴，若体温未下降可给予药物降温，降温半小时后测体温。患者寒冬时注意保暖，适当增加盖被，大量出汗者应及时更换衣服和盖被，并注意保持皮肤的清洁干燥。

2.低氧的护理

根据血气分析结果给予吸氧，维持 $PaO_2>60mmHg$ 有助于改善组织器官的缺氧状态。常用的吸氧方法包括鼻导管吸氧法、面罩吸氧法、正压给氧法。高浓度（>60%）长时间给氧可损害脑、心、肺、肾等器官，在肺部可引起肺泡间质水肿、肺泡上皮增生、肺透明膜形成、肺出血等，也可引起早产儿、新生儿眼晶体后纤维增生症，影响其视力，所以吸氧时应注意防止氧中毒。

3.咳嗽、咳痰的护理

（1）有效咳嗽：适用于清醒且配合的患者。①有效咳嗽的方法：患者尽可能采用坐位，先进行深而慢的腹式呼吸5～6次，深吸气至膈肌完全下降，屏气3～5秒，身体前倾，从胸腔进行2～3次短促有力的咳嗽，同时收缩腹肌，或用手按压上腹部或双手环抱一个枕头于腹部，有利于膈肌上升帮助痰液咳出。②也可取俯卧屈膝位，借助膈肌、腹肌收缩，增加腹压，咳出痰液。③指导患者经常变换体位有利于痰液咳出。④对于胸痛患者，可用双手或枕头轻压伤口两侧以减轻伤口带来的疼痛。疼痛剧烈时可遵医嘱给予镇痛药，30分钟后指导患者进行有效咳嗽。

（2）气道湿化：适用于痰液黏稠不易咳出者。应用气道湿化的注意事项：①湿化时间不宜过长，一般以10～20分钟为宜，湿化时间过长可引起黏膜水肿和气道狭窄，甚至诱发支气管痉挛，加重水、钠潴留。②湿化温度宜在35～37℃，温度过高易灼伤呼吸道，损害气道黏膜纤毛运动；温度过低可诱发哮喘、寒战反应。③吸入过程中避免降低吸入氧浓度。④治疗后及时鼓励患者咳嗽、咳痰或协助其翻身、叩背。⑤湿化器应按照规定消毒，专人专用，以预防呼吸道疾病的交叉感染。

（3）胸部叩击：适宜久病体弱、长期卧床、排痰无力者，禁用于未经引流的气胸、肋骨骨折、有病理性骨折史、咯血、低血压及肺水肿等患者。叩击者两手手指弯曲并拢，掌侧呈杯状，以手腕力量，从肺底自下而上、由外向内，迅速而有节律地叩击胸壁，震动气道，每一肺叶叩击1～3分钟，120～180次/分。注意事项：①叩击前查看影像资料或听诊肺部呼吸音明确痰液潴留部位。②用单层薄布保护胸廓部位，叩击时避开乳房、心脏、骨突部位（如脊柱、肩胛骨、胸骨）及衣物拉链、纽扣等。③叩击力量要适中，以不引起患者疼痛为宜，每次叩击5～15分钟，在餐后两小时至餐前30分钟进行，以避免治疗中发生呕吐。

（4）体位引流：适宜于有大量痰液排出不畅的患者；禁用于有明显呼吸困难和发绀者、近1～2周内曾有大咯血史、严重心血管疾病或年老体弱不能耐受者。原则上抬高病变部位，引流支气管开口向下。

（5）机械吸痰：适用于无力咳痰，意识障碍或建立人工气道者。①在吸痰前、后适当提高吸氧浓度，使用密闭式吸痰系统，预防吸痰中出现低氧血症。②每次吸引时间<15秒，两次抽吸间隔时间>3分钟。③严格无菌操作，避免呼吸道交叉感染。

（四）用药的护理

1.抗生素治疗的护理

（1）用药前询问药物过敏史，严格遵照药品说明书进行药物皮肤试敏。

（2）应严格遵照医嘱及药品说明书配制和使用抗生素，避免发生药物不良反应：如发热，皮疹，胃肠道不适，肝、肾毒性，耳毒性等，发现异常及时报告。

（3）用药过程中密切观察有无变态反应，对于患者从未使用的抗生素，首次输液速度宜慢，以免发生变态反应，如患者突然出现呼吸困难、血压下降、意识障碍，应立即停药并报告医师，做好抢救准备。

（4）长期、大量使用抗生素的患者应监测肝、肾功能。

2.感染性休克患者治疗用药的护理

（1）扩充有效循环血容量：①根据患者生命体征、年龄、基础疾病、心功能情况、出入液量及中心静脉压水平决定补液速度及补液量。若血压低、中心静脉压<5cmH_2O应迅速补液；中心静脉压达到或超过10cmH_2O时，输液速度不宜过快，以免诱发急性心力衰竭。②下列证据提示血容量已经补足：口唇红润、肢端温暖、收缩压>90mmHg、脉压>30mmHg、尿量>30mL/h。③若血容量已经基本补足，尿比重<1.018及尿量<20mL/h应及时报告医师，警惕急性肾衰竭的发生。

（2）纠正酸中毒：酸中毒是由于组织缺氧所致。纠正酸中毒可以加强心肌收缩力，增强血管对升压药的反应，改善微循环。常用5%碳酸氢钠溶液静脉滴注，因其配伍禁忌较多，应单独输入。

（3）血管活性药物的应用：应用血管活性药物应根据血压的变化调整滴速，维持收缩压在90～100mmHg为宜，注意控制输液速度。输液过程中要防止药液外渗，以免局部组织缺血坏死。

（五）心理护理

高热、咳嗽、咳痰、呼吸困难等症状会给患者带来很大的精神压力。因此，要注意评估肺炎对患者日常生活、工作或学习的影响，以及患者能否适应疾病所带来的角色转变，观察其情绪变化，向患者讲解肺炎的患病及治疗过程、预后及防治知识，并列举成功的治疗案例，使患者树立康复的信心。

（六）健康指导

1.住院期间健康指导

（1）向患者宣传有关肺炎的基本知识。

（2）保证充足的休息时间，增加水和营养的摄入，以增加机体对感染的抵抗能力。

（3）体温高或需要痰液引流的患者应给予相应的护理指导。

（4）指导使用抗生素者若有不适应要及时通知医护人员，以免发生变态反应。

2.出院指导

（1）出院后继续用药者，应嘱其遵医嘱按疗程服药，若更换抗生素应注意迟发变态反应，出现发热、心率增快、咳嗽、咳痰、胸痛等症状时，应及时就诊。

（2）指导患者病情好转后，注意锻炼身体，加强耐寒锻炼；天气变化时随时增减衣服，避免受凉、淋雨、酗酒以及吸烟，预防上呼吸道感染。

（3）预防接种肺炎链球菌疫苗和（或）流感疫苗可减少某些特定人群罹患肺炎的机会。

第二节　呼吸衰竭

呼吸衰竭简称呼衰，是指各种原因引起的肺通气和（或）换气功能严重障碍，以致在静息状态下亦不能维持足够的气体交换，导致低氧血症伴（或不伴）高碳酸血症，从而引起一系列病理生理改变和相应临床表现的综合征。

一、病因与发病机制

（一）常见的病因

气道阻塞性病变；肺组织病变；肺血管疾病；胸廓与胸膜病变；神经肌肉病变等导致低氧血症和高碳酸血症。

（二）呼吸衰竭对机体的影响

呼吸衰竭时发生的低氧血症和高碳酸血症，通常先引起各系统器官的功能和代谢发生一系列代偿适应反应，以改善组织的供氧，调节酸碱平衡和适应已经发生改变的内环境。当呼吸衰竭进入严重阶段时，则出现代偿不全，表现为各系统器官严重的功能和代谢紊乱直至衰竭。

1.对中枢神经系统的影响

（1）缺氧对中枢神经系统的影响：①通常完全停止供氧 4～5 分钟可引起不可逆的脑损害。②PaO_2降至 60mmHg 时，可引起注意力不集中、视力下降和智力减退。③降至 40～50mmHg 可致头痛、烦躁不安、定向力和记忆力障碍、精神错乱、嗜睡、谵妄等。④低于 30mmHg 可引起意识丧失，甚至昏迷。⑤低于 20mmHg 数分钟可致神经细胞不可逆性损伤。

（2）二氧化碳增加对中枢神经系统的影响：①轻度二氧化碳增加，对皮质下层刺激加强，间接引起皮质兴奋。②二氧化碳潴留可影响脑细胞代谢，降低脑细胞兴奋性，抑制大脑皮质活动，使中枢神经处于麻醉状态（又称为二氧化碳麻醉）。

（3）肺性脑病：由于缺氧和二氧化碳潴留导致的神经精神障碍综合征。

2.对呼吸系统的影响

（1）缺氧对呼吸中枢产生的直接作用是抑制作用，$PaO_2<30mmHg$，抑制作用占优势；$PaO_2<60mmHg$，主要通过颈动脉窦和主动脉体化学感受器，反射性兴奋呼吸中枢，但若缺氧缓慢加重，反射作用会较迟钝。

（2）二氧化碳是强有力的呼吸中枢兴奋剂，$PaCO_2$轻度增加时，通气量可明显增加，但 $PaCO_2>80mmHg$ 时，会对呼吸中枢产生抑制和麻醉作用。

3.对循环系统的影响

缺氧和二氧化碳潴留均可引起反射性心率加快、心肌收缩力增强、心排血量增加，最终致肺源性心脏病，严重心律失常或心搏骤停。长期慢性缺氧可导致心肌纤维化、心肌硬化。$PaCO_2$轻、中度升高，皮下浅表毛细血管和小静脉扩张。

4.对消化系统和肾功能的影响

缺氧可直接或间接损害肝细胞，使丙氨酸氨基转移酶升高；也会使肾血管痉挛、肾血流量减少，导致肾功能不全；严重缺氧可出现胃肠黏膜糜烂、坏死、溃疡和出血。

5.对酸碱平衡和电解质的影响

严重缺氧会造成高钾血症和细胞内酸中毒。急性二氧化碳潴留使血 pH 值迅速下降，加重酸中毒；慢性二氧化碳潴留时，会造成低氯血症。

二、临床表现

除呼吸衰竭原发病的症状和体征外，主要是缺氧和二氧化碳潴留引起的呼吸困难和多脏器功能障碍。

（一）呼吸困难

急性呼吸衰竭早期表现为呼吸频率加快，重者出现"三凹征"；中枢性呼吸衰竭表现为潮式呼吸或间歇呼吸等；慢性呼吸衰竭轻者表现为呼吸费力伴呼气延长，重者呼吸浅快；并发二氧化碳麻醉时转为浅慢呼吸或潮式呼吸。

（二）发绀

$SaO_2 < 90\%$时，在口唇、甲床等处出现发绀。发绀程度与还原血红蛋白含量相关，红细胞增多者发绀更明显，贫血者不明显。

（三）精神神经症状

急性呼吸衰竭可迅速出现精神错乱、狂躁、昏迷、抽搐等症状。慢性呼吸衰竭随二氧化碳潴留表现为先兴奋后抑制现象，兴奋可表现为烦躁不安、失眠、昼夜颠倒，抑制表现为神志淡漠、肌肉震颤、间歇抽搐、昏睡、昏迷、腱反射减弱或消失等。

（四）循环系统表现

早期出现心率增快、血压升高、心排血量增多致洪脉，后期可并发肺源性心脏病，出现右心衰竭的表现，可出现少尿以及二氧化碳潴留而导致的外周浅表静脉充盈、皮肤充血、温暖多汗、搏动性头痛。

（五）消化和泌尿系统表现

严重呼吸衰竭可损害肝、肾功能，出现应激性溃疡、上消化道出血。

三、辅助检查

（一）实验室检查

在海平面、标准大气压、静息状态、呼吸空气条件下,动脉血气分析 $PaO_2 < 60mmHg$，或伴 $PaCO_2 > 50mmHg$。

（二）影像学检查

胸部 X 线、CT 和放射性核素肺通气/灌注扫描、肺血管造影等有助于分析呼吸衰竭的原因。

（三）其他

肺功能检测有助于判断原发病的种类和严重程度，纤维支气管镜检查可以明确大气道情况、取得病理学证据。

四、治疗要点

治疗原则为在保持呼吸道通畅的前提下，迅速纠正缺氧、二氧化碳潴留和酸碱失衡所致的代谢紊乱，积极治疗原发病，消除诱因及防治多器官功能损害。

（1）保持呼吸道通畅：包括清除呼吸道分泌物及异物，缓解支气管痉挛，建立人工气道。

（2）氧疗：急性呼吸衰竭氧疗的原则是保证 PaO_2 迅速提高到 60mmHg 或脉搏容积血氧饱和度（SpO_2）>90%的前提下，尽量降低吸氧浓度。I型呼衰可给予较高浓度（$FiO_2 > 35\%$）吸氧；II型呼衰应给予低浓度（$FiO_2 < 35\%$）持续吸氧。

（3）增加通气量、改善二氧化碳潴留：原则是保持气道通畅，适当提高 FiO_2，可应用呼吸兴奋剂，常用药有尼可刹米、洛贝林。必要时给予机械通气。

（4）积极纠正酸碱平衡失调。

（5）其他：包括积极的病因治疗，重症患者抢救和监测，预防和治疗并发症。

五、护理措施

（一）一般护理

（1）急性呼吸衰竭患者应绝对卧床，充分保证患者休息。慢性呼吸衰竭患者能代偿时可下地活动。

（2）保持呼吸道通畅：鼓励患者咳嗽、咳痰，更换体位，多饮水；危重患者定时翻身、拍背，帮助排痰，如建立人工气道者，应加强气道管理，适时吸痰；意识清楚者可遵医嘱雾化吸入。

（3）遵医嘱合理氧疗：I型呼吸衰竭患者给予较高浓度氧（>35%），使 PaO_2 迅速升至 60～80mmHg，或 SaO_2>90%，II型呼吸衰竭患者给予低浓度（<35%）持续吸氧，使 PaO_2 控制在 60mmHg，或 SaO_2 在 90% 或略高。用氧过程中观察患者意识、发绀程度、尿量、呼吸、心率等变化。如意识转清楚、发绀减轻、尿量增多、心率减慢、呼吸正常、皮肤变暖，提示氧疗有效；如意识障碍加深或呼吸过度表浅、缓慢，提示二氧化碳潴留加重。

（二）饮食护理

鼓励患者进食营养丰富、高蛋白、高热量、高维生素、易消化食物，少量多餐，多吃新鲜水果、蔬菜，多饮水，增加纤维素，控制糖类，预防便秘引起的呼吸困难；不能进食者鼻饲饮食。

（三）用药护理

（1）使用呼吸兴奋剂时，保持呼吸道通畅，输入速度严格遵医嘱，不宜过快，用药后注意呼吸频率、幅度、意识及动脉血气分析变化，以便调节剂量，如出现恶心、呕吐、烦躁、面肌抽搐时，及时通知医师。

（2）应用糖皮质激素患者警惕细菌和真菌二重感染，定期检查口腔黏膜有无真菌感染并给予相应处理。

（3）应用抗生素治疗时，为保证疗效，一定浓度的药液应在要求的时间内滴入。

（4）应用茶碱类药物时注意速度不宜过快，浓度不宜过高，密切观察是否出现恶心、呕吐、心律失常，甚至心室颤动。

（5）禁用对呼吸有抑制作用的药物，如吗啡；烦躁不安、夜间失眠患者，慎用镇静剂，以免引起呼吸抑制。

（四）并发症护理

1.肺性脑病

早期表现为烦躁不安、答非所问、嗜睡，进而出现意识模糊、昏迷、大小便失禁等。应密切观察患者生命体征、意识、皮肤黏膜、球结膜、尿量变化；危重患者取半卧位，定时翻身、拍背，协助排痰，备好吸痰器和抢救物品；建立人工气道者，做好人工气道护理。

2.消化道出血

观察呕吐物及粪便颜色、性状，判断有无消化道出血。如发现有消化道出血，应及时通知医师，采取相应措施。

（五）病情观察

（1）密切观察患者呼吸频率、节律及深度的变化，使用辅助呼吸机呼吸情况，呼吸困难程度等。

（2）监测缺氧及二氧化碳潴留情况，如发绀、球结膜水肿等有无改善。

（3）监测心率、心律及血压等有无改善，必要时进行血流动力学监测。

（4）观察患者意识及神经精神症状，如有异常及时通知医师。

（5）监测动脉血气分析和生化检查结果，了解有无电解质紊乱和酸碱平衡失调。

（6）观察、记录每小时尿量及液体出入平衡情况。

（六）健康指导

（1）疾病知识指导：向患者及家属讲解疾病的发生、发展和转归，根据患者的具体情况指导患者制定合理的活动与休息计划，教会患者避免氧耗量较大的活动，并在活动过程中增加休息。对于使用气雾剂患者，应教会其正确使用方法。

（2）教会患者有效呼吸和咳嗽、咳痰技术，提高患者的自我护理能力，延缓肺功能恶化；指导并教会患者及家属合理家庭氧疗的方法及注意事项。

（3）用药指导：告知患者药物、剂量、用法和注意事项。

（4）饮食采取少量多餐，进高蛋白、高维生素、易消化软食。

（5）劝告患者戒烟，加强营养，提高机体抵抗力，积极预防上呼吸道感染和对呼吸道的刺激因素，如有感冒、咳嗽加剧、痰液增多等，应及时就医，以免加重病情。

（6）注意保暖，季节交替和流感季节减少外出，少去公共场合。

第三节　肺血栓栓塞症

一、病因与发病机制

肺血栓栓塞症（PTE）的血栓由来源于上、下腔静脉径路或右心腔，其中大部分来源于下肢深静脉。近年来，由于颈内和锁骨下静脉留置导管和静脉内化疗的增加，使来源于上腔静脉径路的血栓较以前有所增多。

（一）危险因素

（1）任何可以导致静脉血液淤滞、静脉系统内皮损伤和血液高凝状态的因素都可使 DVT 和 PTE 发生的危险性增加。原发性危险因素由遗传变异引起；继发性危险因素是指后天获得的易发生 DVT 和 PTE 的多种病理和病理生理改变。

（2）年龄可作为独立的危险因素，随着年龄的增长，DVT 和 PTE 的发病率逐渐增加。

（二）发病机制

外周静脉血栓形成后，如果血栓脱落，即可随静脉血流移行至肺动脉内，形成 PTE。急性肺栓塞发生后，血栓机械性堵塞肺动脉及由此引发的神经、体液因素的作用，可导致呼吸和循环功能的改变，如出现低氧血症、代偿性过度通气（低碳酸血症）或相对性低肺泡通气等。

二、临床表现

（一）症状

1.呼吸困难

不明原因的呼吸困难和气促，活动后明显，为 PTE 最常见的症状。

2.其他表现

胸痛、突发的一过性晕厥、咳嗽、咯血，也可有心悸、腹痛、烦躁不安、惊恐甚至濒死感。

（二）体征

患者可有发热以及呼吸系统和循环系统相关体征。

（三）深静脉血栓形成的表现

若存在 DVT，则主要表现为患肢肿胀、周径增粗、疼痛或压痛、皮肤色素沉着，行走后患肢易疲劳或肿胀加重，但约半数以上的下肢 DVT 患者无自觉症状和明显体征。

（四）临床分型

可按发病缓急分为急性肺血栓栓塞症和慢性肺血栓栓塞症，急性肺血栓栓塞症主要表现为循环系统功能衰竭，慢性肺血栓栓塞症主要表现为肺动脉高压相关临床表现。

三、辅助检查

（一）实验室检查

若血浆 D-二聚体低于 500pg/L 时，对 PTE 有重要的鉴别诊断价值。动脉血气分析表现为低氧血症、低碳酸血症。

（二）影像学检查

首选多排 CT 肺血管造影，造影剂过敏者可选用放射性核素肺通气/灌注扫描、磁共振成像（MRI）。X 线胸片、超声心动图、下肢血管超声等检查也有辅助作用。不明原因的 PTE 患者，应进行隐源性肿瘤筛查。

四、治疗要点

急症给予对症处理、呼吸循环支持治疗，如无禁忌证给予抗凝治疗，大面积 PTE 病例给予溶栓治疗。常用抗凝药物为肝素和华法林；常用的溶栓药物有尿激酶（UK）、链激酶（SK）、重组组织型纤溶酶原激活剂（rt-PA）等。还可使用肺动脉血栓摘除术、肺动脉导管碎解和抽吸血栓、放置腔静脉滤器等。

五、护理措施

（一）一般护理

（1）肺血栓栓塞症急性期应绝对卧床休息，一般卧床时间应在充分抗凝的前提下卧床 2～3 周；无明显症状且生活能自理者也应卧床。

（2）在床上活动时避免突然坐起，并注意不要过度屈曲下肢。

（3）严禁挤压、按摩患肢，防止血栓脱落，造成再次栓塞。

（二）饮食护理

低脂、清淡易消化饮食，保持大便通畅，预防便秘。

（三）用药护理

常用药物包括溶栓药物、抗凝药物、对症治疗药物等。

1.溶栓药物应用护理

（1）密切观察出血征象，如皮肤青紫、穿刺部位出血、血尿、腹部或背部疼痛、严重头痛及意识改变等。

（2）严密监测血压变化，当血压过高时要及时通知医师进行适当处理。

（3）建立静脉通路时，避免反复穿刺血管，静脉穿刺部位压迫止血时需加压并延长按压时间。

（4）遵医嘱观察出凝血时间变化。

2.抗凝药物应用护理

（1）使用肝素或低分子量肝素前应定时监测基础活化部分凝血酶时间（APTT）、凝血酶原时间（PT）及血常规；使用普通肝素时，应密切观察出血及肝素诱导的血小板减少症（HIT），监测血小板计数。

（2）应用华法林时，定期监测国际标准化比率（INR），以调整剂量。主要不良反应是出血，发生出血时可用维生素 K 拮抗。在应用华法林治疗的前几周还可能引起血管性紫癜，导致皮肤坏死，应密切观察。

3.其他

使用镇静、止痛、止咳等相应的对症治疗措施，注意观察疗效和不良反应。

（四）并发症护理

1.休克

患者心排血量减少可能出现低血压甚至休克，应严密监测其生命体征，特别是血压变化，遵医嘱给予静脉输液和使用升压药，记录 24 小时出入量。

2.右心功能不全

监测患者有无明显气促、食欲不振、心悸、腹胀等右心功能不全的症状，积极治疗原发病，控制感染，改善缺氧状况，限制水钠摄入，并执行肺源性心脏病护理常规。

3.再栓塞

急性期需要绝对卧床休息，避免下肢过度屈曲，保持大便通畅，避免用力排便，以防下肢血管内压力突然升高，使血栓再次脱落形成新的危及生命的栓塞；恢复期下肢可进行适当的活动或关节的被动活动。观察局部皮肤的颜色变化，测量和比较双侧下肢周径，以差值>1cm 为有临床意义。检查是否存在 Homan 征阳性（轻轻按压膝关节并屈膝，踝关节急速背曲时出现腘窝部、腓肠肌疼痛），及时发现下肢深静脉血栓形成的征象。大、小腿周径的测量点分别为髌骨上缘以上 15cm 处和髌骨下缘以下 10cm 处。

（五）病情观察

（1）监测患者的生命体征，特别是呼吸、血氧饱和度、动脉血气、心率等情况，根据缺氧程度选择适当给氧方式，严重呼吸困难者给予机械通气。

（2）观察患者意识状态，有无烦躁不安、嗜睡、定向力障碍等，观察呼吸困难、胸痛等临床症状的改善情况。

（3）观察患者有无右心功能不全的表现，如颈静脉怒张、下肢水肿等。

（4）监测患者的心电变化，警惕各类心律失常的出现。

（六）健康指导

1.疾病预防指导

（1）对存在发生深静脉血栓危险因素的人群，指导其避免增加血液淤滞的行为，如长时间保持坐位特别是坐时跷二郎腿、穿束膝长筒袜、长时间站立不活动等。

（2）对于卧床患者鼓励其进行床上肢体活动，不能自主活动的患者需进行被动关节活动，病情允许时需协助早期下地活动或走路。不能活动的患者将腿抬高至心脏以上水平，可促进下肢静脉血液回流。

（3）卧床患者可利用机械作用如穿加压弹力抗栓袜等促进下肢静脉血液回流。

（4）指导患者适当增加液体摄入，防止血液浓缩。由于高脂血症、糖尿病等疾病可导致血液高凝状态，所以应指导患者积极治疗原发病。

（5）对于血栓形成高危患者应遵医嘱服用抗凝剂防止血栓形成。

2.病情监测指导

向患者介绍 DVT 和 PTE 的表现。对于长时间卧床患者若出现一侧肢体疼痛、肿胀，应注意 DVT 发生的可能；在存在相关发病因素的情况下突然出现胸痛、呼吸困难、咯血痰等表现时，应注意 PTE 的可能性，需及时就诊。

第四章　循环系统疾病护理

第一节　急性心力衰竭

急性心力衰竭是指因急性心脏病变引起心排血量急剧降低而导致的组织器官灌注不足和急性淤血综合征。临床上以急性左心衰竭较为常见，主要表现为肺水肿或心源性休克，是严重的急危重症，抢救是否及时合理与患者预后密切相关。急性右心衰竭即急性肺源性心脏病，主要由大面积肺梗死所致。

一、病因与发病机制

使心排血量急剧降低和肺静脉压突然升高的心脏结构或功能性突发异常，均可导致急性左心衰竭。

（一）急性弥漫性心肌损害

急性弥漫性心肌损害引起心肌收缩力急剧下降，如急性广泛心肌梗死、急性重症心肌炎等。

（二）急性机械性阻塞

急性机械性阻塞引起心脏压力负荷突然加重，排血受阻，如严重的心瓣膜狭窄、心室流出道梗阻、心房内血栓或黏液瘤嵌顿、动脉主干或大分支栓塞等。

（三）急性心脏容量负荷加重

如外伤、急性心肌梗死或感染性心内膜炎等引起的心瓣膜损害穿孔、腱索断裂致瓣膜急性反流、心室乳头肌功能不全、间隔穿孔，主动脉窦动脉瘤破裂入心腔，以及静脉输血或输液过多或过快等。

（四）急性心室舒张受限

如急性大量心包积液或积血、快速异位心律等。

（五）严重的心律失常

严重的心律失常使心脏暂停排血或排血量显著减少，如心室颤动和其他严重的室性心律失常、心室暂停、显著的心动过缓等。

上述原因导致心排血量急剧减少，左室舒张末期压迅速升高，肺静脉回流不畅，肺静脉压快速升高，肺毛细血管压随之升高，使血管内液体渗入肺间质和肺泡内，形成急性肺水肿。肺水肿早期，可因交感神经激活使血压升高，但随着病情的持续进展，血管反应性减弱，血压将逐步下降。

二、临床表现

根据心排血功能减退的程度、速度、持续时间以及代偿程度的不同，急性心力衰竭可表现为晕厥、休克、急性肺水肿和心搏骤停。主要为急性肺水肿，表现为突发严重的呼吸困难，呼吸频率常达 30~40 次/分，患者强迫坐位，面色灰白、发绀、大汗，烦躁，同时频繁咳嗽，咳粉红色泡沫状痰，极重者可因脑缺氧而致神志模糊。发病开始可有一过性血压升高，病情如不缓解，血压则持续下降直至休克；两肺满布湿性啰音和哮鸣音，心率快，心尖部第一心音减弱，可同时伴有舒张早期第三心音奔马律，肺动脉瓣第二心音亢进。

三、治疗

急性左心衰竭病情危急，其高度呼吸困难和缺氧是致命性威胁，必须尽快使之缓解。

（一）体位

患者取坐位或半卧位，两腿下垂，以减少静脉回流，降低心脏前负荷。

（二）吸氧

立即高流量鼻导管给氧，对病情特别严重者应采用面罩呼吸机持续加压给氧，以增加肺泡内压，加强气体交换并对抗组织液向肺泡内渗透。在吸氧的同时使用抗泡沫剂，可使肺泡内泡沫消失，增加气体交换面积。一般可用 20%～30%乙醇置于氧气滤瓶中随氧气吸入，若患者不能耐受，可降低乙醇浓度或间断给予。

（三）镇静

吗啡 3～5mg 稀释后缓慢静脉注射，必要时每隔 15 分钟重复一次，共 2～3 次。吗啡既可迅速扩张体静脉，减少回心血量，降低左心房压力和心脏前负荷，又可减少躁动和呼吸困难，降低周围小血管阻力，减轻心脏后负荷，增加心排血量。但对老年患者尤其伴有阻塞性肺病、低血压或休克等患者，吗啡易致呼吸抑制，应慎用或禁用，需要时可酌减剂量或改为肌内注射或改用哌替啶。

（四）快速利尿

呋塞米 20～40mg 于 2 分钟内静脉注射，10 分钟内可起效，15～30 分钟尿量开始增多，60 分钟药效达高峰，作用持续 3～4 小时，4 小时后可重复一次。除利尿作用外，本药还有静脉扩张作用，有利于肺水肿的缓解。

（五）血管扩张剂

1.硝普钠

动、静脉血管扩张剂，尤其用于高血压性心脏病引起的肺水肿，静脉用药后 2～5 分钟起效。一般初始剂量为 0.5μg/min 静脉滴注，然后根据血压调整用量，一般每 5 分钟增加 5～10μg/min，直至症状缓解或使收缩压维持在 100mmHg 左右。注意在调整用药剂量的最初阶段，更要密切观察血压变化，以免血压发生极端变化。对原有高血压者，血压降低幅度（绝对值）以不超过 30mmHg 为度。硝普钠含有氰化物，长期连续用药可致氰化物中毒，一般要求连续用药不宜超过 7 天。

2.硝酸甘油

硝酸甘油可扩张小静脉，降低回心血量，使左心室舒张期末压及肺血管压降低，大剂量还可扩张小动脉而具有降压作用。可先试用舌下含服，也可直接以 10μg/min 开始静脉滴注，然后每 5～10 分钟增加 5～10μg/min，直至症状缓解或血压达到上述水平。

（六）其他辅助治疗

1.氨茶碱

氨茶碱可解除支气管痉挛，并有一定的正性肌力、扩血管和利尿作用，对缓解症状起到辅助作用。

2.洋地黄制剂

洋地黄制剂最适合用于室上性快速性心律失常引起的肺水肿。毛花苷 C 首剂 0.4～0.8mg，稀释后静脉注射，2 小时后可酌情再给予 0.2～0.4mg；地高辛 0.5～0.75mg，稀释后静脉注射。洋地黄类药物对二尖瓣狭窄所致肺水肿无效，但对伴有心房颤动并快速心室率者，洋地黄可减慢心室率，有利于肺水肿的缓解。

3.α_1受体阻滞剂

α_1受体阻滞剂以扩张小动脉为主。酚妥拉明以 0.1～1mg/min 开始静脉滴注，根据血压每 5～10 分钟调整一次剂量，最大剂量可增至 1.5～2mg/min，注意监测血压。本药可引起心动过速，目前已较少应用。乌拉地尔 25mg 静脉注射，如血压无明显降低，可重复用药，然后以 0.4～2mg/min 的速度静脉滴注，并根据血压调整滴速。

4.低血压患者

伴有低血压者，宜先用多巴酚丁胺 2.88～14.4mg/（kg·d）保持收缩压在 100mmHg以上，再用扩血管药物。

5.静脉穿刺

放血 300～500mL，尤用于血容量负荷过重所致的肺水肿。

6.重症患者

重症患者应采用漂浮导管行床边血流动力学监测，以参考动脉血压及肺毛细血管压的变化调整用药。

7.其他

急性症状缓解后，应着手解除诱因和治疗基本病因。

四、护理

（1）立即协助患者取坐位，双腿下垂，减少回心血量而减轻肺水肿。

（2）高流量氧气吸入 6～8L/min，并通过 20%～30%的乙醇湿化，使肺泡内泡沫的表面张力降低而破裂，改善肺泡通气。吸氧时间不宜过长，以免引起乙醇中毒。

（3）严密观察病情变化，注意观察患者的生命体征，判断呼吸困难的程度，观察咳痰的情况、痰的性质和量，肺内啰音的变化，定时给患者叩背，协助患者咳嗽、排痰、保持呼吸道通畅。

（4）迅速建立静脉通道，遵医嘱正确使用药物，观察药物不良反应。使用利尿剂应严格记录尿量；使用血管扩张剂要注意输液速度和血压变化，防止低血压发生。硝普钠要现用现配，避光静脉滴注，防止低血压；洋地黄制剂静脉使用时要注意稀释，速度应缓慢、均匀，并注意心率变化。

（5）注意监测泌尿量、血气分析结果、心电图的变化，对于安置气囊漂浮导管的患者应监测各项指标的变化。

（6）急性心功能不全患者常因严重呼吸困难而烦躁不安，当发生焦虑或恐惧时，应多陪伴患者，向其解释检查和治疗的目的，告诉患者医护人员正在积极采取措施，不适症状会逐渐控制。严重躁动的患者可遵医嘱给予吗啡镇静。

第二节　慢性心力衰竭

慢性心力衰竭也称为慢性充血性心力衰竭，是大多数心血管疾病患者的最终归宿，也是其最主要的死亡原因。在西方国家，心力衰竭的基础心脏病构成以高血压、冠心病为主，我国过去以心瓣膜病为主，但近年来高血压、冠心病所占比例呈明显上升趋势。

一、病因

（一）基本病因

几乎所有的心脏或大血管疾病最终均可引起心力衰竭。心力衰竭反映心脏的泵血功能发生障碍，即心肌的舒缩功能不全。引起心力衰竭的最常见病因是心肌本身的病变，也可以是心脏负荷过重，或是心脏舒张受限，或上述因素并存。

1.原发性心肌损害

（1）缺血性心肌损害：心肌缺血和心肌梗死是引起心力衰竭最常见原因之一。

（2）心肌炎和心肌病：心肌炎症、变性或坏死（如风湿性或病毒性心肌炎、白喉性心肌坏死等），以及各种类型的心肌病和结缔组织病心肌损害等，均可引起节段性或弥漫性心肌损害，导致心肌舒缩功能障碍，其中以病毒性心肌炎和原发性扩张型心肌病最为常见。

（3）心肌代谢障碍性疾病：可见于原发心肌病变如冠心病、肺心病等所致的心肌能量代谢障碍，也可见于继发性代谢障碍如糖尿病心肌病、高原病、休克、严重贫血，以及少见的维生素 B_1 缺乏和心肌淀粉样变性等。

2.心脏负荷过重

（1）压力负荷过重：压力负荷即后负荷，是指心脏在收缩时所承受的阻抗负荷。引起左、右心室压力负荷过重的常见疾病包括高血压、主动脉流出道受阻（如主动脉瓣狭窄、主动脉狭窄、梗阻性肥厚型心肌病）以及肺动脉血流受阻（如肺动脉高压、肺动脉瓣狭窄、肺动脉狭窄、阻塞性肺病、肺栓塞）等。

为了克服增高的射血阻力，保证射血量，心室肌早期会发生代偿性肥厚；而持久的负荷过重，会导致心肌发生结构和功能改变，心脏功能代偿失调，最终导致心力衰竭。

（2）容量负荷过重：容量负荷即前负荷，是指心脏在舒张期所承受的容量负荷。容量负荷过重见于以下情况：①心脏瓣膜关闭不全，引起血液反流，加重受血心腔负担，如主动脉瓣、二尖瓣、肺动脉瓣或三尖瓣的关闭不全。②先天性分流性心血管病，包括左向右或右向左分流，如房间隔缺损、室间隔缺损、动脉导管未闭和动-静脉瘘等，可加重供血心腔负担。③伴有全身血容量增多或循环血量增多的疾病，如慢性或严重贫血、甲状腺功能亢进症、脚气性心脏病等。

在容量负荷增加早期，心室腔代偿性扩大，心肌收缩功能尚能维持正常，但超过一定限度后，心肌结构和功能将发生改变，即出现心功能失代偿，最终导致心力衰竭。

3.心脏舒张受限

心脏舒张受限见于二尖瓣狭窄、心包缩窄、心脏压塞和原发性限制型心肌病等，可引起心室充盈受限，回心血量下降，导致肺循环或体循环充血。

（二）诱因

心力衰竭往往由一些增加心脏负荷的因素所诱发。常见诱发因素有以下几点。

1.感染

呼吸道感染最常见，其他感染如风湿活动、感染性心内膜炎、泌尿系统感染和各种变态反应性炎症等，也可诱发心力衰竭。感染可直接造成心肌损害，也可因其所致发热、代谢亢进和窦性心动过速等增加心脏负荷。

2.心律失常

各种类型的快速性心律失常可导致心排血量下降，增加心肌耗氧量，诱发或加重心肌缺血，其中心房颤动是器质性心脏病最常见的心律失常之一，也是心力衰竭最重要的诱发因素。严重的缓慢性心律失常可直接降低心排血量，诱发心力衰竭。

3.血容量增加

如饮食过度、摄入钠盐过多、输入液体过快、短期内输入液体过多等，均可诱发心力衰竭。

4.过度体力活动或情绪激动

体力活动、情绪激动和气候变化等，均可增加心脏负荷，诱发心力衰竭。

5.贫血或出血

慢性贫血可致心排血量和心脏负荷增加，同时血红蛋白摄氧量减少，使心肌缺血、缺氧甚至坏死，可导致贫血性心脏病。大量出血使血容量减少，回心血量和心排血量降低，并使心肌供血量减少和反射性心率加快，心肌耗氧量增加，导致心肌缺血缺氧，诱发心力衰竭。

6.其他因素

（1）妊娠和分娩。

（2）肺栓塞。

（3）治疗方法不当，如洋地黄过量或不足，不恰当停用降血压药等。

（4）原有心脏病变加重或并发其他疾病，如心肌缺血发展为心肌梗死、风湿性心瓣膜病风湿活动合并甲状腺功能亢进症等。

二、病理解剖和病理生理

慢性心力衰竭的病理解剖改变包括以下几种：①心脏改变：如心肌肥厚和心腔扩大等。②器官充血性改变：包括肺循环和体循环充血。③血栓形成：包括心房和心室附壁血栓、动脉或静脉血栓形成及器官梗死。心腔内附壁血栓是心力衰竭较特异的病理改变，常见于左、右心耳和左心室心尖部；左侧心腔附壁血栓脱落，可引起体循环动脉的栓塞，栓塞部位多见于腹主动脉分支和主动脉分叉处，可导致脑、肾、四肢、脾和肠系膜等梗死。静脉血栓形成大都由于长期卧床、血流迟缓引起，多见于下肢静脉，可导致肺栓塞和肺梗死。

心力衰竭时的病理生理改变十分复杂，当心肌舒缩功能发生障碍时，最根本的问题是出现心排血量下降和血流动力学障碍。此时机体可通过多种代偿机制使心功能在一定时期内维持相对正常，但这些代偿机制的作用有限，且过度代偿均有其负性效应，各种代偿机制相互作用，还会衍生出更多反应，因此最终会发生心功能失代偿，出现心力衰竭。

（一）代偿机制

1.Frank-Starling 机制

正常情况下，心搏量或心排血量与其前负荷（即回心血量）的大小成正比，即增加心脏的前负荷，可使回心血量增多，心室舒张末期容积增加，从而在一定程度上增加心排血量，提高心脏做功，维持心脏功能。但前负荷的增加，同时意味着心室扩张和舒张末期压升高，于是心房压和静脉压也随之升高，当后者高达一定程度时，就会出现肺静脉或腔静脉系统的充血。因此，前负荷不足或增加过度，均可导致心搏量的减少。对左心室而言，使其心搏量达峰值的舒张末期压为 15～18mmHg。

2.心肌肥厚

心肌肥厚常常是心脏后负荷增高时的主要代偿机制。心肌肥厚可增强心肌收缩力，克服后负荷阻力，使心排血量在相当长的时间内维持正常，患者可无心功能不全的症状。但肥厚的心肌顺应性差，舒张功能降低，心室舒张末期压升高，客观上已存在心功能障碍。心肌肥厚时，心肌细胞数并不增多，而是以心肌纤维增多为主，细胞核及作为供能物质的线粒体也增大、增多，但增大程度和速度均落后于心肌纤维的增多，故整体上表现为心肌能源的不足，最终会导致心肌细胞死亡。

3.神经体液的改变

当心排血量不足、心腔压力升高时，机体全面启动神经体液调节机制进行代偿。

（1）交感-肾上腺素能系统（SAS）活性增强：心力衰竭时心搏量和血压降低，通过动脉压力感受器反射性激活 SAS，使肾上腺儿茶酚胺分泌增多，产生一系列改变。①去甲肾上腺素作用于心肌细胞 β_1 肾上腺素能受体，增强心肌收缩力并提高心率，在一定程度上增加心排血量。②交感神经兴奋可使外周血管收缩，增加回心血量和提高动脉压，以保证重要脏器的血液供应。然而，交感神经张力的持续和过度增高，一是会增加心脏后负荷，加快心率，增加心肌耗氧量；二是可能引起心脏 β 受体下调，使其介导的腺苷酸环化酶活性降低，并激活肾素-血管紧张素-醛固酮系统；三是去甲肾上腺素对心肌细胞有直接的毒性作用，可促使心肌细胞凋亡，参与心脏重构。③交感活性升高，使肾灌注压下降，刺激肾素释放，激活肾素-血管紧张素系统（RAS）。④兴奋心脏 α_1 和 β 受体，促进心肌细胞生长。

（2）肾素-血管紧张素-醛固酮系统（RAAS）活性增强：心排血量降低，肾血流量随之减少，RAAS 因此被激活。RAAS 激活后，一方面可使心肌收缩力增强，周围血管收缩，以维持血压，调节血液再分配，保证心、脑等重要脏器的血液供应；另一方面，醛固酮分泌增加，使钠、水潴留，增加总血容量和心脏前负荷，维持心排血量，改善心功能。但血容量的过度增加会加重心力衰竭。

（二）心肌损害和心室重构

原发性心肌损害和心脏负荷过重可能使心脏功能受损，导致上述心室扩大或心室肥厚等各种组织结构性变化，这一病理过程称为心室重构。心室重构包括心肌细胞、细胞外基质、胶原纤维网等一系列改变，临床表现为心肌重量和心室容量的增加，以及心室形态的改变（横径增加呈球形）。大量研究表明，心力衰竭发生和发展的基本机制是心室重构。由于基础心脏病的性质和进展速度不同，各种代偿机制复杂多样，心室扩大及肥厚的程度与心功能状态并不平行，如有些患者心脏扩大或肥厚已十分明显，但临床上可无心力衰竭表现。如果基础心脏病病因不能解除，即使没有新的心肌损害，但随着时间的推移，心室重构自身过程仍可不断发展，最终必然会出现心力衰竭。在心力衰竭发生过程中，除各种代偿机制的负面影响外，心肌细胞的能量供应相对或绝对不足，以及能量利用障碍导致心肌细胞坏死和纤维化，也是一个重要的因素。心肌细胞的减少使心肌整体收缩力下降，纤维化的增加又使心室的顺应性下降，重构更趋明显，心力衰竭更加严重。

（三）舒张功能不全

心脏舒张功能不全可分为两种：一种是主动舒张功能障碍，多因心肌细胞能量供应不足，Ca^{2+}不能及时被肌浆网摄回和泵出胞外所致，如冠心病有明显心肌缺血时，在出现收缩功能障碍前即可出现舒张功能障碍；另一种是由心室肌的顺应性减退及充盈障碍所致，主要见于心室肥厚如高血压和肥厚型心肌病时，这一类病变可显著影响心室的充盈，当左心室舒张末期压过高时，肺循环出现高压和淤血，即舒张性心功能不全，此时心肌的收缩功能尚可保持较好，心排血量也可无明显降低，这种情况多见于高血压和冠心病。但需要指出的是，当容量负荷增加、心室扩大时，心室的顺应性是增加的，此时即使有心室肥厚也不致出现此类舒张性心功能不全。

三、临床表现

临床上左心衰竭最为常见，单纯右心衰竭较少见。全心衰竭可由左心衰竭后继发右心衰竭而致，但更多见于严重广泛心肌病变而同时波及左心和右心者。

（一）左心衰竭

左心衰竭以肺循环淤血及心排血量降低为主要表现。

1.症状

（1）呼吸困难：是左心衰竭最主要的症状。①劳力性呼吸困难是左心衰竭最早出现的症状，是指劳力导致的呼吸困难。因为运动可使回心血量增加，左房压力升高，从而加重肺淤血。引起呼吸困难的运动量随心力衰竭程度的加重而降低。②端坐呼吸：当肺淤血达到一定程度时，患者便不能平卧，而被迫坐位或半卧位呼吸。因平卧时回心血量增多且膈肌上抬，使呼吸更为困难，患者必须呈高枕卧位、半卧位甚至端坐位，方可使憋气减轻。③夜间阵发性呼吸困难又称"心源性哮喘"，是左心室衰竭早期的典型表现，患者表现为在入睡后突然因憋气、窒息或恐惧感而惊醒，并被迫迅速采取坐位，以期缓解喘憋症状。发作时可伴有呼吸深快，重者可有肺部哮鸣音。发生机制主要是平卧使血液重新分配，肺血量增加。夜间迷走神经张力增加、小支气管收缩、膈肌上抬和肺活量减少等也是促发因素。④急性肺水肿是"心源性哮喘"的进一步发展，是左心衰竭所致呼吸困难最严重的表现形式。

（2）咳嗽、咳痰、咯血：咳嗽、咳痰是肺泡和支气管黏膜淤血所致，开始常发生于夜间，以白色浆液性泡沫状痰为特点，偶可见痰中带血丝，坐位或立位可使咳嗽减轻。长期慢性淤血性肺静脉压力升高，可促发肺循环与支气管血液循环之间形成侧支，并在支气管黏膜下形成扩张的血管床，这种血管很容易破裂而引起大咯血。

（3）乏力、疲倦、头晕、心慌：这些症状是由心排血量不足致器官、组织灌注不足，以及代偿性心率加快所致。

（4）陈-施呼吸：常见于严重心力衰竭患者，示预后不良。表现为呼吸有节律地由暂停逐渐加快、加深，再逐渐减慢、变浅，直至呼吸暂停，0.5～1分钟后再呼吸，如此周而复始。发生机制：心力衰竭致脑部缺血缺氧，呼吸中枢敏感性降低，呼吸减弱，二氧化碳潴留；待二氧化碳潴留到一定量时兴奋呼吸中枢，使呼吸加快加深，排出二氧化碳；随着二氧化碳的排出，呼吸中枢又逐渐转入抑制状态，呼吸又减弱直至暂停。严重脑缺氧者，还可伴有嗜睡、烦躁和神智错乱等。

（5）泌尿系统症状：严重的左心衰竭使血液进行再分配时，首先是肾血流量的明显减少，患者可出现少尿。长期慢性肾血流量减少，可有肾功能不全的相应症状。

2.体征

除原有心脏病体征外，还可有以下体征。

（1）一般体征：重症者可出现发绀、黄疸、颧部潮红，以及脉快、脉压减小、收缩压降低等；外周血管收缩，可表现为四肢末梢苍白、发冷和指趾发绀等。

（2）心脏体征：慢性左心衰竭者，一般均有心脏扩大（单纯舒张性左心衰竭除外），肺动脉瓣区第二心音亢进，心尖区可闻及收缩期杂音和舒张期奔马律，可出现交替脉。

（3）肺部体征：肺底部湿啰音是左心衰竭肺部的主要和早期体征，是由肺毛细血管压增高使液体渗入肺泡所致。随着病情由轻到重，湿啰音可从局限于肺底部逐渐扩展，直至全肺。此种湿啰音有别于炎症性啰音而成"移动性"，即啰音较多出现在卧位时朝下一侧的胸部。间质性肺水肿时，肺部无干湿啰音，仅有呼吸音减低。约25%的患者出现胸腔积液。

（二）右心衰竭

右心衰竭以体静脉淤血为主要表现。

1.症状

（1）消化道症状：为右心衰竭最常见症状，包括腹胀、食欲减退、恶心、呕吐、便秘和上腹隐痛及右上腹不适、肝区疼痛等，系胃肠道和肝脏淤血所致。

（2）劳力性呼吸困难：无论是继发于左心衰竭的右心衰竭，还是分流性先天性心脏病或肺部疾患所致的单纯性右心衰竭，均可出现不同程度的呼吸困难。

（3）泌尿系统症状：肾淤血可引起肾功能减退，白天尿少，夜尿增多。

2.体征

除原有心脏病体征外，还可有以下体征。

（1）颈静脉征：颈静脉搏动增强、充盈、怒张是右心衰竭时的早期征象，为静脉压增高所致，常以右侧颈静脉较明显。表现为半卧位或坐位时在锁骨上方见颈外静脉充盈，或充盈最高点距胸骨角水平10cm以上。肝-颈静脉反流征可呈阳性。

（2）肝脏肿大、压痛和腹腔积液：是右心衰竭较早出现和最重要的体征之一。肝脏因淤血肿大常伴压痛，持续慢性右心衰竭可导致心源性肝硬化，晚期可出现黄疸、肝功能损害和大量腹腔积液。

（3）水肿：发生于颈静脉充盈和肝脏肿大之后。体静脉压力升高使皮肤等软组织出现水肿，其特征为最先出现于身体最低垂的部位如踝部或骶部，并随病情的加重逐渐向上进展，直至延及全身；水肿发展缓慢，常为对称性和可压陷性。

（4）胸腔和心包积液：由体静脉压力增高所致，因胸膜静脉有一部分回流到肺静脉，故胸腔积液更多见于全心衰竭，以双侧多见，如为单侧则以右侧更为多见，这可能与右膈下肝淤血有关。有时出现少量心包积液，但不会引起心脏压塞。

（5）心脏体征：可因右心室显著扩大而出现相对性三尖瓣关闭不全的反流性杂音，有时在心前区听到舒张早期奔马律。

（三）全心衰竭

左心衰竭可继发右心衰竭而形成全心衰竭。当右心衰竭出现之后，右心排血量减少，此时由左心衰竭引起的阵发性呼吸困难等肺淤血症状反而有所减轻。扩张型心肌病等表现为左、右心同时衰竭者，肺淤血症状往往不很严重，左心衰竭的主要表现是心排血量减少的相关症状和体征。

（四）舒张性心力衰竭

舒张性心力衰竭是指在心室收缩功能正常的情况下，心室松弛性和顺应性减低使心室充盈量减少和充盈压升高，导致肺循环和体循环淤血的综合征。研究表明，20%～40%的心力衰竭患者左心室收缩功能正常（除外心瓣膜病）而存在心室舒张功能受损，并引起症状，其余为收缩性心力衰竭合并不同程度的舒张性心力衰竭，且后者往往早于前者出现。舒张性心力衰竭的临床表现可从无症状、运动耐力下降到气促、肺水肿。多普勒超声心动图可用于诊断舒张性心力衰竭。

（五）心功能的判断和分级

对心力衰竭患者进行心功能分级，可大体上反映病情的严重程度，有助于治疗措施的选择、劳动能力的评定以及患者预后的判断。

NYHA 分级即 1978 年美国纽约心脏病学会（NYHA）提出的分级方案，该分级方法简便易行，几十年来为临床医师所习用。主要是根据患者的自觉症状将心功能分为以下 4 级。

I级：患有心脏病，但体力活动不受限，日常活动不引起过度乏力、心悸、呼吸困难或心绞痛等症状。

II级：患有心脏病，体力活动轻度受限，休息时无症状，但日常活动可出现上述症状。也称为II度或轻度心力衰竭。

III级：患有心脏病，体力活动明显受限，轻于日常的活动即可引起上述症状。也称为III度或中度心力衰竭。

IV级：患有心脏病，不能从事任何体力活动，休息状态下也可出现心力衰竭症状，并在任何体力活动后加重。也称为IV度或重度心力衰竭。

四、辅助检查

（一）常规检查

1.末梢血液检查

检查结果可有贫血、白细胞增加及核左移等。

2.尿常规检查

检查结果可有蛋白尿、管型尿等。

3.水电解质检查

检查结果可有低钾血症、低钠血症和代谢性酸中毒等。

4.肝肾功能检查

检查结果可有肝功能异常和血尿素氮、肌酐水平升高等。

（二）超声心动图检查

该检查比 X 线更能准确地提供心包、各心腔大小变化、心瓣膜结构及心功能等情况。

1.收缩功能

射血分数（EF）可以反映心室的收缩功能，以心室收缩末及舒张末的容量差值来计算 EF 值，虽不够精确，但方便实用。正常左心室射血分数（LVEF）值>50%，运动时至少增加 5%。

2.舒张功能

超声多普勒是临床上最实用的判断心室舒张功能的方法。若心动周期中舒张早期心室充盈速度最大值为 E 峰，舒张晚期（心房收缩期）心室充盈最大值为 A 峰，则 E/A 值可反映心室舒张功能。正常人 E/A 值≥1.2，中青年应更大。心室舒张功能不全时，E 峰下降，A 峰增高，则 E/A 值降低。如同时记录心音图还可测定心室等容舒张期时间（C-D 值），该指标可反映心室的主动舒张功能。

（三）X 线检查

1.心脏扩大

心影的大小及外形不仅为心脏病的病因诊断提供重要的参考资料，还可根据心脏扩大的程度和动态改变间接地反映心脏功能状态。

2.肺淤血

肺淤血的有无及其程度直接反映心功能状态。早期肺静脉压增高时，主要表现为肺静脉扩张，肺门血管影增强，上肺血管影增多，甚至多于下肺。当肺静脉压力超过 25～30mmHg 时，出现间质性肺水肿，肺野模糊，在肺野外侧还可出现水平线状影 KerleyB 线，提示肺小叶间隔内积液，是慢性肺淤血的特征性表现，严重者可出现胸腔积液。急性肺泡性肺水肿时肺门呈蝴蝶状，肺野可见大片融合阴影。

（四）放射性核素心室造影及核素心肌灌注显像

核素心室造影可准确测定左心室容量、LVEF 及室壁运动情况；核素心肌灌注显像可诊断心肌缺血和心肌梗死，对鉴别扩张型心肌病和缺血性心肌病有一定帮助。

（五）心-肺吸氧运动试验

本试验仅适用于慢性稳定性心力衰竭患者。在运动状态下测定患者对运动的耐受量，更能说明心脏的功能状态。由于运动时肌肉的耗氧量增高，故所需心排血量也相应地增加。正常人耗氧量每增加 100mL/（min·m²），心排血量需增加 600mL/（min·m²）。当患者的心排血量不能满足运动的需要时，肌肉组织就需要从流经自身的单位容积的血液中摄取更多的氧，结果使动-静脉血氧差值增大。此时当氧供应绝对不足时，就会出现无氧代谢，乳酸增加，呼气中二氧化碳含量增加。

1.最大耗氧量

该试验中的最大耗氧量（VO_2max）是指即使运动量继续增加，耗氧量也不再增加（已达峰值）时的氧耗量，表明此时心排血量已不能按需要继续增加。心功能正常时，$VO_2max>20mL/$（min·kg），轻至中度心功能受损时为 16～20mL/（min·kg），中至重度损害时为 10～15mL/（min·kg），极重度损害时低于 10mL/（min·kg）。

2.无氧阈值

无氧阈值即呼气中二氧化碳的增长超过了氧耗量的增长，标志着无氧代谢的出现。通常用开始出现两者增加不成比例时的氧耗量作为代表值，此值愈低，说明心功能愈差。

（六）有创性血流动力学检查

床边漂浮导管仍然是常用的心功能有创检查方法。检查方法为经静脉插管直至肺小动脉，测定各部位的压力及血液含氧量，再计算心脏指数（CI）及肺小动脉楔压（PCWP），可直接反映左心功能。正常值为：CI>2.5L/（min·m²），PCWP<12mmHg。

五、治疗

（一）治疗原则和目的

慢性心力衰竭的短期治疗如纠正血流动力学异常、缓解症状等，并不能降低患者的死亡率和改善长期预后。因此，治疗心力衰竭必须从长计议，采取综合措施，包括治疗病因、调节心力衰竭代偿机制，以及减少其负面效应如拮抗神经体液因子的过分激活等，既要改善症状，又要达到下列目的：①提高运动耐量，改善生活质量。②阻止或延缓心室重构，防止心肌损害进一步加重。③延长寿命，降低死亡率。

（二）治疗方法

1.病因治疗

（1）治疗基本病因：大多数心力衰竭的病因都有针对性的治疗方法，如控制高血压、改善冠心病心肌缺血、手术治疗心瓣膜病以及矫治先天畸形等。但病因治疗的最大障碍是发现和治疗太晚，很多患者常满足于短期治疗缓解症状而拖延时日，最终发展为严重的心力衰竭而失去良好的治疗时机。

（2）消除诱因：最常见的诱因为感染，特别是呼吸道感染，应积极选用适当的抗生素治疗；对于发热持续1周以上者应警惕感染性心内膜炎的可能。心律失常特别是心房颤动是诱发心力衰竭的常见原因，对于心室率很快的心房颤动，如不能及时复律则应尽快控制心室率。潜在的甲状腺功能亢进症、贫血等也可能是心力衰竭加重的原因，应注意诊断和纠正。

2.一般治疗

（1）休息和镇静：包括控制体力和心理活动，必要时可给予镇静剂以保障休息，但对严重心力衰竭患者应慎用镇静剂。休息可以减轻心脏负荷，减慢心率，增加冠状动脉供血，有利于改善心功能。但长期卧床易形成下肢静脉血栓，甚至导致肺栓塞，同时也使消化吸收功能减弱，肌肉萎缩。

（2）控制钠盐摄入：心力衰竭患者体内水钠潴留，血容量增加，因此减少钠盐的摄入，有利于减轻水肿等症状，并降低心脏负荷，改善心功能。但应注意应用强效排钠利尿剂时，过分限盐会导致低钠血症。

3.药物治疗

（1）利尿剂的应用：利尿剂是治疗慢性心力衰竭的基本药物，对有液体潴留证据或原有液体潴留的所有心力衰竭患者，均应给予利尿剂。利尿剂可通过排钠排水减轻心脏容量负荷，改善心功能，对缓解淤血症状和减轻水肿有十分显著的效果。

（2）血管紧张素转换酶抑制剂的应用：血管紧张素转换酶（ACE）抑制剂是治疗慢性心力衰竭的基本药物，可用于所有左心功能不全者。其主要作用机制是抑制 RAS 系统，包括循环 RAS 和心脏组织中的 RAS，从而具有扩张血管、抑制交感神经活性以及改善和延缓心室重构等作用；同时，ACE 抑制剂还可抑制缓激肽降解，使具有血管扩张作用的前列腺素生成增多，并有抗组织增生作用。ACE 抑制剂也可以明显改善其远期预后，降低死亡率。因此，及早（如在心功能代偿期）开始应用 ACE 抑制剂进行干预，是慢性心力衰竭药物治疗的重要进展。ACE 抑制剂种类很多，临床常用的 ACE 抑制剂有：卡托普利、依那普利等。

（3）增加心排出量的药物包括以下几种：①洋地黄制剂：通过抑制心肌细胞膜上的 Na^+-K^+-ATP 酶，使细胞内 Na^+ 浓度升高，K^+ 浓度降低；同时 Na^+ 与 Ca^{2+} 进行交换，又使细胞内 Ca^{2+} 浓度升高，从而使心肌收缩力增强，增加心脏每搏血量，从而使心脏收缩末期残余血量减少，舒张末期压力下降，有利于缓解各器官淤血，尿量增加。一般治疗剂量下，洋地黄可抑制心脏传导系统，对房室交界区的抑制最为明显，可以减慢窦性心律，减慢心房扑动或颤动时的心室率；但大剂量时可提高心房、交界区及心室的自律性，当血钾过低时，更易发生各种快速性心律失常。常用制剂地高辛是一种安全、有效、使用方便、价格低廉的心力衰竭辅助用药。本制剂 0.25mg/d，适用于中度心力衰竭的维持治疗，但对 70 岁以上或肾功能不良患者宜减量。毛花苷 C（西地兰）为静脉注射用制剂，适用于急性心力衰竭或慢性心力衰竭加重时，特别适用于心力衰竭伴快速心房颤动者。注射后 10 分钟起效，1～2 小时达高峰。每次用量 0.2～0.4mg，稀释后静脉注射。②非洋地黄类正性肌力药物：多巴胺和多巴酚丁胺只能短期静脉应用；米力农对改善心力衰竭的症状效果肯定，但大型前瞻性研究和其他相关研究均证明，长期应用该类药物治疗重症慢性心力衰竭，其死亡率较不用者更高。

（4）β受体阻滞剂的应用：β受体阻滞剂可对抗心力衰竭代偿机制中的"交感神经活性增强"这一重要环节，对心肌产生保护作用，可明显提高其运动耐量，降低死亡率。β受体阻滞应该用于 NYHA 心功能II级或III级、LVEF<40%且病情稳定的所有慢性收缩性心力衰竭患者，但应在 ACE 抑制剂和利尿剂的基础上应用；同时，因其具有负性肌力作用，用药时仍应十分慎重。一般宜待病情稳定后，从小量开始用起，然后根据治疗反应每隔2～4周增加一次剂量，直达最大耐受量，并适量长期维持。症状改善常在用药后2～3个月出现。长期应用时避免突然停药。临床常用制剂有：①选择性β_1受体阻滞剂，无血管扩张作用，如美托洛尔初始剂量为12.5mg/d，比索洛尔初始剂量为1.25mg/d。②非选择性β受体阻滞剂，如卡维地洛属第三代β受体阻滞剂，可全面阻滞α_1、β_1和β_2受体，同时具有扩血管作用，初始剂量为3.125mg，2次/天。β受体阻滞剂的禁忌证为支气管痉挛性疾病、心动过缓以及二度或二度以上房室传导阻滞（安装心脏起搏器者除外）。

（5）血管扩张剂的应用：心力衰竭时，由于各种代偿机制的作用，使周围循环阻力增加，心脏的前负荷也增大。扩血管治疗，可以减轻心脏前、后负荷，改善心力衰竭症状。因此心力衰竭时，可考虑应用小静脉扩张剂如硝酸异山梨酯、阻断α_1受体的小动脉扩张剂如肼屈嗪以及均衡扩张小动脉和小静脉制剂如硝普钠等静脉滴注。

六、预防

（一）防止初始心肌损伤

冠状动脉性疾病和高血压已逐渐成为心力衰竭的主要病因，积极控制高血压、高血糖、高血脂和戒烟等，可减少发生心力衰竭的危险性；同时，积极控制 A 组β溶血性链球菌感染，预防风湿热和瓣膜性心脏病，以及戒除酗酒，防止乙醇中毒性心肌病等，亦是防止心肌损伤的重要措施。

（二）防止心肌进一步损伤

急性心肌梗死再灌注治疗，可以有效再灌注缺血心肌节段，防止缺血性损伤，降低死亡率和发生心力衰竭的危险性。对于近期心肌梗死恢复者，应用神经内分泌拮抗剂（如 ACE 抑制剂或β受体阻滞剂），可降低再梗死或死亡的危险性，特别是对于心肌梗死伴有心力衰竭时。对于急性心肌梗死无心力衰竭患者，应用阿司匹林可降低再梗死危险，有利于防止心力衰竭的发生。

（三）防止心肌损伤后恶化

众多临床试验已经证实，对已有左心功能不全者，不论是否伴有症状，应用 ACE 抑制剂均可降低其发展为严重心力衰竭的危险性。

七、护理

（一）一般护理

1.休息与活动

休息是减轻心脏负荷的重要方法，包括体力的休息、精神的放松和充足的睡眠。应根据患者心功能分级及患者基本状况决定活动量。

I级：不限制一般的体力活动，积极参加体育锻炼，但要避免剧烈运动和重体力劳动。

II级：适当限制体力活动，增加午休，强调下午多休息，可不影响轻体力工作和家务劳动。

III级：严格限制一般的体力活动，每天有充分的休息时间，但日常生活可以自理或在他人协助下自理。

IV级：绝对卧床休息，生活由他人照顾。可在床上做肢体被动运动，轻微的屈伸运动和翻身，逐步过渡到坐或下床活动。鼓励患者不要延长卧床时间，当病情好转后，应尽早做适量的活动，因为长期卧床易导致血栓形成、肺栓塞、便秘、虚弱、直立性低血压的发生。

2.饮食

饮食给予低盐、低脂、低热量、高蛋白、高维生素、清淡易消化的饮食，少食多餐。

（1）限制食盐及含钠食物：I度心力衰竭患者每日钠摄入量应限制在2g（相当于氯化钠5g）左右，II度心力衰竭患者每日钠摄入量应限制在1g（相当于氯化钠2.5g）左右，III度心力衰竭患者每日钠摄入量应限制在0.4g（相当于氯化钠1g）左右。但应注意在用强效利尿剂时，可放宽限制，以防发生电解质紊乱。

（2）限制饮水量，高度水肿或伴有腹腔积液者，应限制饮水量，24 小时饮水量一般不超过 800mL，应尽量安排在白天间歇饮水，避免大量饮水，以免增加心脏负担。

3.排便的护理

指导患者养成按时排便的习惯，预防便秘。排便时切忌过度用力，以免增加心脏负担，诱发严重心律失常。

（二）对症护理及病情观察护理

1.呼吸困难

（1）休息与体位：让患者取半卧位或端坐卧位安静休息，鼓励患者多翻身、咳嗽，尽量做缓慢的深呼吸。

（2）吸氧：根据缺氧程度及病情选择氧流量。

（3）遵医嘱给予强心、利尿、扩血管药物，注意观察药物作用及不良反应，如血管扩张剂可致头痛及血压下降等；血管紧张素转换酶抑制剂的不良反应有直立性低血压、咳嗽等。

（4）病情观察：应观察呼吸困难的程度、发绀情况、肺部啰音的变化、血气分析和血氧饱和度等，以判断药物疗效和病情进展。

2.水肿

（1）观察水肿的消长程度，每日测量体重，准确记录出入液量并适当控制液体摄入量。

（2）限制钠盐摄入，每日食盐摄入量少于 5g，服利尿剂者可适当放宽。限制含钠高的食品、饮料和调味品，如发酵面食、腌制品、味精、糖果、番茄酱、啤酒、汽水等。

（3）加强皮肤护理，协助患者经常更换体位，嘱患者穿质地柔软的衣服，经常按摩骨隆突处，预防压疮的发生。

（4）遵医嘱正确使用利尿剂，密切观察其不良反应，主要为水、电解质紊乱。利尿剂的应用时间选择早晨或日间为宜，避免夜间排尿过频而影响患者的休息。

（三）用药观察与护理

1.利尿剂

电解质紊乱是利尿剂最易出现的不良反应，应随时注意观察。氢氯噻嗪类排钾利尿剂，作用于肾远曲小管，抑制 Na+的重吸收，并可通过 Na+-K+交换机制降低 K+的吸收易出现低钾血症，应监测血钾浓度，给予含钾丰富的食物，遵医嘱及时补钾；氨苯蝶啶：直接作用于肾远曲小管远端，排钠保钾，利尿作用不强，常与排钾利尿剂合用，起到保钾作用。出现高钾血症时，遵医嘱停用保钾利尿剂，嘱患者禁食含钾高的食物，严密观察心电监护变化，必要时给予胰岛素等紧急降钾处理。

2.血管紧张素转换酶抑制剂

ACE 抑制剂的不良反应有低血压、肾功能一过性恶化、高钾血症、干咳、血管神经性水肿以及少见的皮疹、味觉异常等。对无尿性肾衰竭、妊娠哺乳期妇女和对该类药物过敏者禁止应用，双侧肾动脉狭窄、血肌酐水平明显升高（>225μmol/L）、高钾血症（>5.5mmol/L）、低血压（收缩压<90mmHg）或不能耐受本药者也不宜应用本类药物。

3.洋地黄类药物

洋地黄类药物可以加强心肌收缩力，减慢心率，从而改善心功能不全患者的血流动力学变化。其用药安全范围小，易发生中毒反应。

（1）严格按医嘱给药，教会患者服地高辛时应自测脉搏，如脉搏<60 次/分或节律不规则应暂停服药并告诉医师；毛花苷 C 或毒毛花苷 K 静脉给药时须稀释后缓慢静脉注射，并同时监测心率、心律及心电图变化。

（2）密切观察洋地黄中毒表现：①心律失常：洋地黄中毒最重要的反应是出现各种类型的心律失常，是由心肌兴奋性过强和传导系统传导阻滞所致，最常见者为室性期前收缩（多表现为二联律）、非阵发性交界区心动过速、房性期前收缩、心房颤动以及房室传导阻滞；快速房性心律失常伴房室传导阻滞是洋地黄中毒的特征性表现。

洋地黄可引起心电图 ST-T 改变，但不能据此诊断为洋地黄中毒。②消化道症状：食欲减退、恶心、呕吐等（需与心力衰竭本身或其他药物所引起的胃肠道反应相鉴别）。③神经系统症状：头痛、头昏、忧郁、嗜睡、精神改变等。④视觉改变：视力模糊、黄视、绿视等。测定血药浓度有助于洋地黄中毒的诊断。

（3）洋地黄中毒的处理：①发生中毒后应立即停用洋地黄药物及排钾利尿剂。②单发室性期前收缩、一度房室传导阻滞等在停药后常自行消失。③对于快速性心律失常患者，若血钾浓度低则静脉补钾，如血钾不低可用利多卡因或苯妥英钠；有传导阻滞及缓慢性心律失常者，可用阿托品 0.5～1mg 皮下或静脉注射，需要时安置临时心脏起搏器。

4.β受体阻滞剂

必须从极小剂量开始逐渐加大剂量，每次剂量增加的时间梯度不宜短于 5～7 天，同时严密监测血压、体重、脉搏及心率变化，防止出现传导阻滞和心力衰竭加重。

5.血管扩张剂

（1）硝普钠：用药过程中，要严密监测血压，根据血压调节滴速，一般剂量 0.72～4.32mg/（kg·d），连续用药不超过 7 天，嘱患者不要自行调节滴速，体位改变时动作宜缓慢，防止直立性低血压发生；注意避光，现配现用，液体配制后无论是否用完均需 6～8 小时更换；长期用药者，应监测血氰化物浓度，防止氰化物中毒，临床用药过程中发现老年人易出现精神方面的症状，应注意观察。

（2）硝酸甘油：用药过程中可出现头胀、头痛、面色潮红、心率加快等不良反应，改变体位时易出现直立性低血压。用药时从小剂量开始，严格控制输液速度，做好宣教工作，以取得配合。

（四）心理护理

（1）护士自身应具备良好的心理素质，沉着、冷静，用积极乐观的态度影响患者及家属，使患者增强战胜疾病的信心。

（2）建立良好的护患关系，关心体贴患者，简要解释使用监测设备的必要性及作用，得到患者的充分信任。

（3）对患者及家属进行适时的健康指导，强调严格遵医嘱服药、不随意增减或撤换药物的重要性，如出现中毒反应，应立即就诊。

（五）出院指导

1.活动指导

患有慢性心力衰竭的患者，往往过分依赖药物治疗，而忽略运动保健。指导患者合理休息与活动，活动应循序渐进，活动量以不出现心悸、气急为原则。适应一段时间后再逐渐缓慢增加活动量。病情好转，可到室外活动。漫步、体操、太极拳、气功等都是适宜的保健方法。如活动不引起胸闷、气喘，表明活动量适度，以后根据各人的不同情况，逐渐增加活动时间。但必须以轻体力、小活动量、长期坚持为原则。

2.饮食指导

坚持合理饮食，进食低盐、低脂、低热量、高蛋白、高维生素、清淡易消化的饮食。适当限制钠盐的摄入，可减轻体液的潴留，减轻心脏负担。一般钠盐（食盐、酱油、黄酱、咸菜等）可限制到每日 5g 以下，病情严重者限制在每日不超过 3g。但服用强力利尿剂的患者钠盐的限制不必过严；在严格限制钠摄入时，一般可不必严格限制水分，液体摄入量以每日 1.5～2L 为宜，但重症心力衰竭的患者应严格限制钠盐及水的摄入。少量多餐，避免过饱。

3.疾病知识指导

给患者讲解心力衰竭最常见的诱因有呼吸道感染、过重的体力劳动、心律失常、情绪激动、饮食不当等。因此一定要注意预防感冒，防止受凉，根据气温变化随时增减衣服；保持乐观情绪，平时根据心功能情况适当参加体育锻炼，避免过度劳累。

4.用药指导

告诉患者及家属强心药、利尿剂等药物的名称、服用方法、剂量、不良反应及注意事项。定期复查，如有不适，及时复诊。

第三节 原发性高血压

原发性高血压是以血压升高为主要临床表现但原因不明的综合征，通常简称为高血压。高血压是导致充血性心力衰竭、卒中、冠心病、肾衰竭、夹层动脉瘤的发病率和病死率升高的主要危险性因素之一，严重影响人们的健康和生活质量，是最常见的疾病，防治高血压非常必要。

一、血压分类和定义

目前，我国采用国际上统一的血压分类和标准，将 18 岁以上成人的血压按不同水平分类，高血压定义为收缩压≥140mmHg 和（或）舒张压≥90mmHg，根据血压升高水平，又进一步将高血压分为 1、2、3 级。

二、病因

（一）遗传

高血压具有明显的家族性，父母均为高血压者其子女患高血压的概率明显高于父母均无高血压者的概率。约 60%的高血压患者可询问到有高血压家族史。

（二）饮食

膳食中钠盐摄入量与人群血压水平和高血压病患病率呈正相关。摄盐越多，血压水平和患病率越高，钾摄入量与血压呈负相关，限制钠补充钾可使高血压患者血压降低。钾的降压作用可能是通过促进排钠而减少细胞外液容量。有研究表明，膳食中钙不足可使血压升高。大量研究显示，高蛋白质摄入、饮食中饱和脂肪酸或饱和脂肪酸/不饱和脂肪酸比值较高、饮酒量过多都属于升压因素。

（三）精神

城市脑力劳动者高血压患病率超过体力劳动者，从事精神紧张度高的职业者发生高血压的可能性较大，长期生活在噪声环境中听力敏感性减退者患高血压的人也较多。高血压患者经休息后往往症状和血压可获得一定改善。

（四）肥胖

肥胖是血压升高的重要危险因素。一般采用体重指数（BMI），即体重（kg）/身高（m）²（以 20~24 为正常范围）。血压与 BMI 呈显著正相关。肥胖的类型与高血压发生关系密切，向心性肥胖者容易发生高血压，表现为腰围往往大于臀围。

（五）其他

服用避孕药的妇女容易出现血压升高。一般在终止服用避孕药后 3～6 个月血压常恢复正常。阻塞性睡眠呼吸暂停综合征（OSAS）是指睡眠期间反复发作性呼吸暂停。OSAS 常伴有重度打鼾，患此病的患者常有高血压。

三、发病机制

原发性高血压的发病机制至今还没有一个完整统一的认识。目前认为高血压的发病机制集中在以下几个方面。

（一）交感神经系统活性亢进

已知反复的精神刺激与过度紧张可以引起高血压。长期处于应激状态如从事驾驶员、飞行员等职业者高血压患病率明显增高。当大脑皮质兴奋与抑制过程失调时，交感神经和副交感神经之间的平衡失调，交感神经兴奋性增加，其末梢释放去甲肾上腺素、肾上腺素、多巴胺、血管加压素等儿茶酚胺类物质增多，从而引起阻力小动脉收缩增强使血压升高。

（二）肾素-血管紧张素-醛固酮系统（RAAS）激活经典的 RAAS

肾小球旁细胞分泌的肾素，激活从肝脏产生的血管紧张素原转化为血管紧张素 I，然后再经肺循环中的血管紧张素转换酶（ACE）的作用转化为血管紧张素 II。血管紧张素 II 作用于血管紧张素 II 受体，有如下作用：①直接使小动脉平滑肌收缩，外周阻力增加。②刺激肾上腺皮质球状带，使醛固酮分泌增加，致使肾小管远端集合管的钠重吸收加强，导致水钠潴留。③交感神经冲动发放增加使去甲肾上腺素分泌增加。以上作用均可使血压升高。近年来发现，血管壁、心脏、脑、肾脏及肾上腺中也有 RAAS 的各种组成成分。局部 RAAS 各成分对心脏、血管平滑肌的作用，可能在高血压发生和发展中有更大影响，占有十分重要的地位。

（三）其他

细胞膜离子转运异常可使血管收缩反应性增强和平滑肌细胞增生与肥大，血管阻力增高；肾脏潴留过量摄入的钠盐，使体液容量增大，机体为避免心排出量增高使组织过度灌注，全身阻力小动脉收缩增强，导致外周血管阻力增高；胰岛素抵抗所致的高胰岛素血症可使电解质代谢发生障碍，还使血管对体内升压物质反应性增强，血液中儿茶酚胺水平增加，血管张力增高，从而使血压升高。

四、病理生理和病理解剖

高血压病的早期表现为全身细小动脉的间歇性痉挛，仅有主动脉壁轻度增厚，全身细小动脉和脏器无明显的器质性改变，患者多无明显症状。如病变持续，可导致许多脏器受累，最重要的是心、脑、肾组织的病变。

（一）心脏

心脏主要表现为左心室肥厚和扩大，病变晚期可导致心力衰竭。这种由高血压引起的心脏病称为高血压性心脏病。长期高血压还可引起冠状动脉粥样硬化。

（二）脑

由于脑细小动脉的长期硬化和痉挛，使动脉壁缺血、缺氧而通透性增高，容易形成微小动脉瘤，当血压突然升高时，微小动脉瘤破裂，从而发生脑出血。高血压可促使脑动脉发生粥样硬化，导致脑血栓形成。

（三）肾脏

细小动脉硬化引起的缺血使肾小球缺血、变性、坏死，继而纤维化及玻璃样变，并累及相应的肾小管，使之萎缩、消失，间质出现纤维化。因残存的肾单位越来越少，最终导致肾衰竭。

五、临床表现

（一）症状

大多数患者早期症状不明显，常见症状有头痛、头晕、耳鸣、眼花、乏力、心悸，还有的表现为失眠、健忘、注意力不集中、情绪易波动或发怒等。经常在体检或其他疾病就医检查时发现血压升高。血压升高常与情绪激动、精神紧张、体力活动有关，休息或去除诱因血压即可下降。

（二）体征

血压受昼夜、气候、情绪、环境等因素影响波动较大。一般清晨起床活动后血压迅速升高，夜间血压较低；冬季血压较高，夏季血压较低；情绪不稳定时血压高；在医院或诊所血压明显增高，在家或医院外的环境中血压低。体检时可听到主动脉瓣区第二心音亢进、收缩期杂音，长期高血压时有心尖搏动明显增强，搏动范围扩大以及心尖搏动左移体征，提示左心室增大。

（三）恶性或急进性高血压

表现为患者发病急骤，舒张压多持续在 130～140mmHg 或更高。常有头痛、视力模糊或失明，视网膜可发生出血、渗出及视乳头水肿，肾脏损害突出，持续蛋白尿、血尿及管型尿，病情进展迅速，如不及时治疗，易出现严重的脑、心、肾损害，发生脑血管意外、心力衰竭和尿毒症，最后多因尿毒症而死亡，但也可死于脑血管意外或心力衰竭。

六、并发症

（一）高血压危象

在情绪激动、精神紧张、过度劳累、寒冷等诱因作用下，小动脉发生强烈痉挛，血压突然急剧升高，收缩压可达 260mmHg、舒张压可达 120mmHg 以上，影响重要脏器血液供应而出现危急症状。在高血压的早、中、晚期均可发生。患者出现头痛、恶心、呕吐、烦躁、心悸、出汗、视力模糊等征象，伴有椎-基底动脉、视网膜动脉、冠状动脉等累及的缺血表现。

（二）高血压脑病

高血压脑病发生在重症高血压患者身上，是指血压突然或短期内明显升高，由于过高的血压干扰了脑血管的自身调节机制，脑组织血流灌注过多造成脑水肿。出现中枢神经功能障碍征象。临床表现为弥漫性严重头痛、呕吐、烦躁、意识模糊、精神错乱、局灶性或全身抽搐，甚至昏迷。

（三）主动脉夹层

主动脉夹层指主动脉腔内的血液通过内膜的破口进入主动脉壁中层而形成的血肿，夹层分离突然发生时多数患者突感胸部疼痛，向胸前及背部放射，随夹层涉及范围而可以延至腹部、下肢及颈部。疼痛剧烈难以忍受，起病后即达高峰，呈刀割或撕裂样。突发剧烈的胸痛常误诊为急性心肌梗死，高血压是导致本病的重要因素。患者因剧痛而有休克外貌，焦虑不安、大汗淋漓、面色苍白、心率加速，从而使血压增高。

（四）其他

其他并发症可并发急性左心衰竭、急性冠脉综合征、脑出血、脑血栓形成、腔隙性脑梗死、慢性肾衰竭等。

七、辅助检查

（一）测量血压

定期测量血压是早期诊断高血压和评估严重程度的主要方法，采用经验证合格的水银柱或电子血压计，测量安静休息坐位时上臂肱动脉处血压，必要时还应测量平卧位和站立位血压。但须在未服用降压药物情况下的不同时间测量 3 次血压，才能确诊。对偶有血压超出正常值者，需定期重复测量后确诊。通常在医疗单位或家中随机测血压的方式不能可靠地反映血压的波动和在休息、日常活动状态下的情况。近年来，24 小时动态血压监测已逐渐应用于临床及高血压的防治工作上。一般监测的时间为 24 小时，测压时间间隔为 15～30 分钟，可较为客观和敏感地反映患者的实际血压水平，可了解血压的昼夜变化节律性和变异性，估计靶器官损害与预后，比随机测血压更为准确。动态血压监测的参考标准正常值为：24 小时低于 130/80mmHg，白天低于 135/85mmHg，夜间低于 125/75mmHg。正常血压波动夜间 2～3 时处于血压最低，清晨迅速上升，上午 6～10 时和下午 4～8 时出现两个高峰，尔后缓慢下降。高血压患者的动态血压曲线也类似，但波动幅度较正常血压时大。

（二）体格检查

除常规检查外还有身高，体重，双上肢血压，颈动脉及上下肢动脉搏动情况，颈、腹部血管有无杂音，腹主动脉搏动，肾增大，眼底等的情况。

（三）尿液检查

通过肉眼观察尿的颜色、透明度、有无血尿；测比重、pH、糖和蛋白含量，并作镜下检验。尿比重降低（<1, 010）提示肾小管浓缩功能障碍。正常尿液 pH 为 5~7，原发性醛固酮增多症尿呈酸性。

（四）血生化检查

空腹血糖、血钾、肌酐、尿素氮、尿酸、胆固醇、甘油三酯、低密度脂蛋白、高密度脂蛋白等。

（五）超声心动图

超声心动图能更为可靠地诊断左心室肥厚，测定计算所得的左心室重量指数（LVMI），是一项反映左心室肥厚及其程度的较为准确的指标，与病理解剖的相关性和符合率好。超声心动图还可评价高血压患者的心功能，包括左心室射血分数、收缩功能、舒张功能。

（六）眼底检查

眼底检查可见血管迂曲，颜色苍白，反光增强，动脉变细，视网膜渗出、出血、视盘水肿等。眼底改变可反映高血压的严重程度，分为 4 级：I 级，动脉出现轻度硬化、狭窄、痉挛、变细；II 级，视网膜动脉中度硬化、狭窄，出现动脉交叉压迫，静脉阻塞；III 级，动脉中度以上狭窄伴局部收缩，视网膜有棉絮状渗出、出血和水肿；IV 级，出血或渗出物伴视乳头水肿。高血压眼底改变与病情的严重程度和预后密切相关。

（七）胸透或胸片、心电图

胸透或胸片、心电图对诊断高血压及评估预后都有帮助。

八、治疗

（一）目的

治疗目的是通过降压治疗使高血压患者的血压达标，以期最大限度地降低心脑血管发病和死亡的总危险。

（二）降压目标值

一般高血压人群降压目标值<140/90mmHg；高血压高危患者（糖尿病及肾病）降压目标值<130/80mmHg；老年收缩期性高血压的降压目标值：收缩压为140～150mmHg，舒张压<90mmHg但不低于65～70mmHg，舒张压降得过低可能抵消收缩压下降得到的好处。

（三）非药物治疗

非药物治疗主要是改善生活方式，改善生活方式对降低血压和心脑血管危险的作用已得到广泛认可，所有患者都应采用，这些措施包括以下几点。

1.戒烟

吸烟所致的危害是使高血压并发症如心肌梗死、脑卒中和猝死的危险性显著增加，加重脂质代谢紊乱，降低胰岛素敏感性，降低内皮细胞依赖性血管扩张效应，并降低或抵消降压治疗的疗效。戒烟对心脑血管的良好益处，任何年龄组均可显示。

2.减轻体重

超重10%以上的高血压患者体重减少5kg，血压便有明显降低，体重减轻亦可增加降压药物疗效，对改善糖尿病、胰岛素抵抗、高脂血症和左心室肥厚等均有益。

3.减少过多的乙醇摄入

戒酒和减少饮酒可使血压显著降低，适量饮酒仍有明显加压反应者应戒酒。

4.适当运动

适当运动有利于改善胰岛素抵抗和减轻体重，提高心血管调节能力，稳定血压水平。较好的运动方式是低或中等强度的运动，可根据年龄及身体状况选择，中老年高血压患者可选择步行、慢跑、上楼梯、骑车等，一般每周3～5次，每次30～60分钟。运动强度可采用心率监测法，运动时心率不应超过最大心率（180或170次/分）的60%～85%。

5.减少钠盐的摄入量、补充钙和钾盐

膳食中约大部分钠盐来自烹调用盐和各种腌制品，所以应减少烹调用盐及腌制品的食用，每人每日食盐量摄入应少于 2.4g（相当于氯化钠 6g）。通过食用含钾丰富的水果如香蕉、橘子和蔬菜如油菜、香菇、大枣等，增加钾的摄入。喝牛奶补充钙的摄入。

6.多食含维生素丰富的食物

多吃水果和蔬菜，减少食物中饱和脂肪酸的含量和脂肪总量。

7.减轻精神压力，保持心理平衡

长期精神压力和情绪忧郁是降压治疗效果欠佳的重要原因，亦可导致高血压。应对患者进行耐心的劝导和心理疏导，鼓励其参加社交活动、户外活动等。

（四）降压药物治疗对象

高血压 2 级或以上患者（≥160/100mmHg）；高血压合并糖尿病、心、脑、肾靶器官损害患者；血压持续升高 6 个月以上，改善生活方式后血压仍未获得有效控制者。从心血管危险分层的角度，高危和极高危患者应立即开始使用降压药物强化治疗。中危和低危患者则应先继续监测血压和其他危险因素，之后再根据血压状况决定是否开始药物治疗。

（五）降压药物治疗

1.降压药物分类

现有的降压药种类很多，目前常用的降压药物可归纳为以下几大类：利尿剂、β受体阻滞剂、钙离子拮抗剂、血管紧张素转换酶抑制剂和血管紧张素Ⅱ受体阻滞剂、α受体阻滞剂。

2.联合用药

临床实际使用降压药时，由于患者心血管危险因素状况、并发症、靶器官损害、降压疗效、药物费用以及不良反应等，都可能影响降压药的具体选择。任何药物在长期治疗中均难以完全避免其不良反应，联合用药可使不同的药物互相取长补短，有可能减轻或抵消某些不良反应。联合用药可减少单一药物剂量，提高患者的耐受性和依从性。目前认为，2 级高血压（≥160/100mmHg）患者在开始时就可以采用两种降压药物联合治疗，有利于血压在相对较短的时间内达到目标值。比较合理的两种降压药联合治疗方案是：利尿药与β受体阻滞剂；利尿药与 ACEI 或血管紧张素受体拮抗剂（ARB）；二氢吡啶类钙拮抗剂与β受体阻滞剂；钙拮抗剂与 ACEI 或 ARB，a 阻滞剂和β阻滞剂。必要时也可用其他组合，包括中枢作用药如α2受体激动剂、咪哒唑啉受体调节剂，以及 ACEI 与 ARB；国内研制了多种复方制剂，如复方降压片、降压 0 号等，以当时常用的利舍平、双肼屈嗪、氢氯噻嗪为主要成分，因其有一定降压效果，服药方便且价格低廉而得到广泛使用。

九、护理

（一）一般护理

1.休息

早期高血压患者可参加工作，但不要过度疲劳，坚持适当的锻炼，如骑自行车、跑步、做体操及打太极拳等。要有充足的睡眠，保持心情舒畅，避免精神紧张和情绪激动，消除恐惧、焦虑、悲观等不良情绪。晚期血压持续增高，伴有心、肾、脑病时应卧床休息。关心体贴患者，使其精神愉快，鼓励患者树立战胜疾病的信心。

2.饮食

饮食方面应给低盐、低脂肪、低热量饮食，以减轻体重。因为摄入总热量太大超过消耗量，多余的热量转化为脂肪，身体就会发胖，体重增加，提高血液循环的要求，必定提高血压。鼓励患者多食水果、蔬菜，戒烟，控制饮酒、咖啡、浓茶等刺激性饮料。少吃胆固醇含量多的食物，对服用排钾利尿剂的患者应注意补充含钾高的食物如蘑菇、香蕉、橘子等。肥胖者应限制热能摄入，控制体重在理想范围之内。

3.病房环境

病房环境应整洁、安静、舒适、安全。

（二）对症护理及病情观察护理

1.剧烈头痛

当出现剧烈头痛伴恶心、呕吐，常系血压突然升高、高血压脑病，应立即让患者卧床休息，并测量血压及脉搏、心率、心律，积极协助医师采取降压措施。

2.呼吸困难、发绀

呼吸困难、发绀系高血压引起的左心衰竭所致，应立即给予舒适的半卧位，及时给予氧气吸入。按医嘱应用洋地黄治疗。

3.心悸

严密观察脉搏、心率、心律变化并作记录。安静休息，严禁下床，并安慰患者消除紧张情绪。

4.水肿

晚期高血压伴心肾衰竭时可出现水肿。护理中注意严格记录出入量，限制钠盐和水分摄入。严格卧床休息，注意皮肤护理，严防压疮发生。

5.昏迷、瘫痪

昏迷、瘫痪系晚期高血压引起脑血管意外所引起。应注意安全护理，防止患者坠床、窒息、肢体烫伤等。

6.病情观察护理

对血压持续增高的患者，应每日测量血压 2～3 次，并做好记录，必要时测量立、坐、卧位血压，掌握血压变化规律。如血压波动过大，要警惕脑出血的发生。如在血压急剧增高的同时，出现头痛、视物模糊、恶心、呕吐、抽搐等症状，应考虑高血压脑病的发生。如出现端坐呼吸、喘憋、发绀、咳粉红色泡沫痰等，应考虑急性左心衰竭的发生。出现上述各种表现时，均应立即送医院进行紧急救治。另外，在变换体位时也应动作缓慢，以免发生意外。有些降压药可引起水钠潴留，因此需每日测体重，准确记录出入量，观察水肿情况，注意保持出入量的平衡。

（三）用药观察与护理

1.用药原则

终身用药，缓慢降压，从小剂量开始逐步增加剂量，即使血压降至理想水平后，也应服用维持量，老年患者服药期间改变体位要缓慢，以免发生意外，合理联合用药。

2.药物不良反应观察

使用噻嗪类和襻利尿剂时应注意血钾、血钠的变化；使用β-受体阻滞剂时应注意其抑制心肌收缩力、心动过缓、房室传导时间延长、支气管痉挛、低血糖、血脂升高的不良反应；使用钙离子拮抗剂硝苯地平的不良反应有头痛、面红、下肢水肿、心动过速；使用血管紧张素转换酶抑制剂可有头晕、乏力、咳嗽、肾功能损害等不良反应。

（四）心理护理

患者多有易激动、焦虑及抑郁等心理特点，而精神紧张、情绪激动、不良刺激等因素均与高血压密切相关。因此，对待患者应耐心、亲切、和蔼、周到。根据患者特点，有针对性地进行心理疏导。同时，让患者了解控制血压的重要性，帮助患者训练自我控制的能力，参与自身治疗护理方案的制订和实施，指导患者坚持长期的饮食、药物、运动治疗，将血压控制在接近正常的水平，以减少对靶器官的进一步损害，定期复查。

十、出院指导

（一）饮食调节指导

强调高血压患者要以低盐、低脂肪、低热量、低胆固醇饮食为宜；少吃或不吃含饱和脂肪的动物脂肪，多食含维生素的食物，多摄入富含钾、钙的食物，食盐量应控制在 3～5g/d，严重高血压病患者的食盐量控制在 1～2g/d。饮食要定量、均衡、不暴饮暴食；同时适当地减轻体重，戒烟和控制酒量，均有利于降压。

（二）休息和锻炼指导

高血压患者的休息和活动应根据患者的体质、病情适当调节，病重体弱者，应以休息为主。随着病情好转，血压稳定，每天适当从事一些工作、学习、劳动将有益身心健康；还可以增加一些适宜的体能锻炼，如散步、慢跑、打太极拳、体操等有氧活动。患者应在运动前了解自己的身体状况，以此来决定自己的运动种类、强度、频度和持续时间。注意规律生活，保证充足的休息和睡眠，对于睡眠差、易醒、早醒者，可在睡前饮热牛奶 200mL，或用 40～50℃温水泡足 30 分钟，或选择自己喜爱的放松精神情绪的音乐协助入睡。总之，要注意劳逸结合，养成良好的生活习惯。

（三）心理健康指导

高血压病的发病机制除躯体因素外，心理因素占主导地位，强烈的焦虑、紧张、愤怒以及压抑常为高血压病的诱发因素，因此教会患者自我调节和自我控制能力是关键。护士要鼓励患者保持豁达、开朗、愉快的心境和稳定的情绪，培养广泛的爱好和兴趣。同时指导家属为患者创造良好的生活氛围，避免引起患者情绪紧张、激动和悲哀等不良刺激。

（四）血压监测指导

建议患者自行购买血压计，随时监测血压。指导患者和家属正确测量血压的方法，监测血压、做好记录，复诊时对医师加减药物剂量会有很好的参考依据。

（五）用药指导

由于高血压是一种慢性病，需要长期的、终身的服药治疗，而这种治疗需要患者自己或家属配合进行，所以患者及家属要了解服用的药物种类及用药剂量、用药方法、药物的不良反应、服用药物的最佳时间，以便发挥药物的最佳效果和减少不良反应。出现不良反应，要及时报告主诊医师，以便调整药物及采取必要的处理措施。切不可血压降下来就停药，血压上升又服药，血压反复波动，对健康极为不利。由于这类患者大多年纪较大，容易遗忘服药，可建议患者在家中醒目之处做标记，以起到提示作用。对血压显著增高多年的患者，血压不宜下降过快，因为患者往往不能适应，并可导致心、脑、肾血液的供应不足而引起脑血管意外，如使用可引起明显直立性低血压药物时，应向患者说明平卧起立或坐位起立时，动作要缓慢，以免血压突然下降，出现晕厥而发生意外。

（六）按时就医

服完药出现血压升高或过低；血压波动大；出现眼花、头晕、恶心呕吐、视物不清、偏瘫、失语、意识障碍、呼吸困难、肢体乏力等情况时应立即到医院就医。如病情危重，可求助 120 急救中心。

第五章　普外科护理

第一节　急性乳腺炎

一、疾病概述

（一）概念

急性乳腺炎是乳腺的急性化脓性感染。多发生于产后3～4周的哺乳期妇女，以初产妇最常见。主要致病菌为金黄色葡萄球菌，少数为链球菌。

（二）相关病理生理

急性乳腺炎开始时局部出现炎性肿块，数天后可形成单房或多房性的脓肿。表浅脓肿可向外破溃或破入乳管自乳头流出；深部脓肿不仅可向外破溃，也可向深部穿至乳房与胸肌间的疏松组织中，形成乳房后脓肿。感染严重者，还可并发脓毒血症。

（三）病因与诱因

1.乳汁淤积

乳汁是细菌繁殖的理想培养基，引起乳汁淤积的主要原因有：①乳头发育不良（过小或凹陷）妨碍哺乳；②乳汁过多或婴儿吸乳过少导致乳汁不能完全排空；③乳管不通（脱落上皮或衣服纤维堵塞），影响乳汁排出。

2.细菌入侵

当乳头破损时，细菌沿淋巴管入侵是感染的主要途径。细菌也可直接侵入乳管，上行至腺小叶而致感染。细菌主要来自婴儿口腔、母亲乳头或周围皮肤。多数发生于初产妇，因其缺乏哺乳经验；也可发生于断奶时，6个月以后的婴儿已经长牙，易致乳头损伤。

（四）临床表现

1.局部表现

初期，患侧乳房红、肿、胀、痛，可有压痛性肿块，随着病情发展症状进行性加重，数天后可形成单房或多房性的脓肿。脓肿表浅时局部皮肤可有波动感和疼痛感，脓肿向深部发展可穿至乳房与胸肌间的疏松组织中，形成乳房后脓肿和腋窝脓肿，并出现患侧腋窝淋巴结肿大、压痛。局部表现可有个体差异，应用抗生素治疗的患者，局部症状可被掩盖。

2.全身表现

感染严重者，可并发败血症，出现寒战、高热、脉快、食欲减退、全身不适、白细胞上升等症状。

（五）辅助检查

1.实验室检查

白细胞计数及中性粒细胞比例增多。

2.B超检查

确定有无脓肿及脓肿的大小和位置。

3.诊断性穿刺

在乳房肿块波动最明显处或压痛最明显的区域穿刺，抽出脓液可确诊脓肿已经形成。脓液应做细菌培养和药敏试验。

（六）治疗原则

主要治疗原则为控制感染，排空乳汁。脓肿形成以前以抗菌药治疗为主，脓肿形成后，需及时切开引流。

1.非手术治疗

（1）一般处理：①患乳停止哺乳，定时排空乳汁，消除乳汁淤积。②局部外敷，用25%硫酸镁湿敷，或采用中药蒲公英外敷，也可用物理疗法促进炎症吸收。

（2）全身抗菌治疗：原则为早期、足量应用抗生素。针对革兰阳性球菌有效的药物，如青霉素、头孢菌素等。由于抗生素可被分泌至乳汁，故应避免使用对婴儿有不良影响的抗菌药，如四环素、氨基苷类、磺胺类和甲硝唑。如治疗后病情无明显改善，则应重复穿刺以了解有无脓肿形成，或根据脓液的细菌培养和药敏试验结果选用抗生素。

（3）中止乳汁分泌：患者治疗期间一般不停止哺乳，因停止哺乳不仅影响婴儿的喂养，且提供了乳汁淤积的机会。但患侧乳房应停止哺乳，并以吸乳器或手法按摩排出乳汁，局部热敷。若感染严重或脓肿引流后并发乳瘘（切口常出现乳汁）需回乳，常用方法：①口服溴隐亭 1.25mg，每日 2 次，服用 7～14 天；或口服己烯雌酚 1～2mg，每日 3 次，服用 2～3 天。②肌内注射苯甲酸雌二醇，每次 2mg，每日 1 次，至乳汁分泌停止。③中药炒麦芽，每日 60mg，分 2 次煎服或芒硝外敷。

2.手术治疗

脓肿形成后切开引流。于压痛、波动最明显处先穿刺抽吸取得脓液后，于该处切开放置引流，脓液做细菌培养及药物敏感试验。脓肿切开引流时注意：①切口一般呈放射状，避免损伤乳管引起乳瘘；乳晕部脓肿沿乳晕边缘做弧形切口；乳房深部较大脓肿或乳房后脓肿，沿乳房下缘做弧形切口，经乳房后间隙引流。②分离多房脓肿的房间隔以利引流。③为保证引流通畅，引流条应放在脓腔最低部位，必要时另加切口作对口引流。

二、护理评估

（一）一般评估

1.生命体征（T、P、R、BP）

评估是否有体温升高，脉搏加快。急性乳腺炎患者通常会发热，可有低热或高热；发热时呼吸、脉搏加快。

2.患者主诉

询问患者是否为初产妇，有无乳腺炎、乳房肿块、乳头异常溢液等病史；询问有无乳头内陷；评估有无不良哺乳习惯，如婴儿含乳睡觉、乳头未每日清洁等；询问有无乳房胀痛，浑身发热、无力、寒战等症状。

3.相关记录

体温、脉搏、皮肤异常等记录结果。

（二）身体评估

1.视诊

乳房皮肤有无红、肿、破溃、流脓等异常情况；乳房皮肤红肿的开始时间、位置、范围、进展情况。

2.触诊

评估乳房乳汁淤积的位置、范围、程度及进展情况；乳房有无肿块，乳房皮下有无波动感，脓肿是否形成，脓肿形成的位置、大小。

（三）心理—社会评估

评估患者心理状况，是否担心婴儿喂养与发育、乳房功能及形态改变。

（四）辅助检查阳性结果评估

患者血常规检查显示白细胞计数及中性粒细胞比例升高提示有炎症的存在；根据B超检查的结果判断脓肿的大小及位置，诊断性穿刺后方可确诊脓肿形成；根据脓液的药物敏感试验选择抗生素。

（五）治疗效果的评估

1.非手术治疗评估要点

应用抗生素是否有效，乳腺炎症是否得到控制，患者体温是否恢复正常；回乳措施是否起效，乳汁淤积情况有无改善，患者乳房肿胀疼痛有无减轻或加重；患者是否了解哺乳卫生和预防乳腺炎的知识，情绪是否稳定。

2.手术治疗评估要点

手术切开排脓是否彻底；伤口愈合情况是否良好。

三、主要护理诊断（问题）

（一）疼痛

与乳汁淤积、乳房急性炎症使乳房压力显著增加有关。

（二）体温过高

与乳腺急性化脓性感染有关。

（三）知识缺乏

与不了解乳房保健和正确哺乳知识有关。

（四）潜在并发症

乳瘘。

四、主要护理措施

（一）对症处理

定时测量患者体温、脉搏、呼吸、血压，监测白细胞计数及分类变化，必要时做血培养及药物敏感试验。密切观察患者伤口敷料引流、渗液情况。

1.高热者

给予冰袋、酒精擦浴等物理降温措施，必要时遵医嘱应用解热镇痛药；脓肿切开引流后，保持引流通畅，定时更换切口敷料。

2.缓解疼痛

（1）患乳暂停哺乳，定时用吸乳器吸空乳汁。若乳房肿胀过大，不能使用吸乳器，应每天坚持用手揉挤乳房以排空乳汁，防止乳汁淤积。

（2）用乳罩托起肿大的乳房以减轻疼痛。

（3）疼痛严重时遵医嘱给予止痛药。

3.炎症已经发生

（1）消除乳汁淤积：用吸乳器吸出乳汁或用手顺乳管方向加压按摩，使乳管通畅。

（2）局部热敷：每次20～30分钟，促进血液循环，利于炎症消散。

（二）饮食与运动

给予高蛋白、高维生素、低脂肪食物，保证足量水分摄入。注意休息，适当运动，劳逸结合。

（三）用药护理

遵医嘱早期使用抗菌药，根据药物敏感试验选择合适的抗菌药，注意评估患者有无药物不良反应。

（四）心理护理

观察了解患者心理状况，给予必要的与疾病有关的知识宣教，抚慰其紧张急躁情绪。

（五）健康教育

1.保持乳头和乳晕清洁

每次哺乳前后清洁乳头，保持局部干燥清洁。

2.纠正乳头内陷

妊娠期每天挤捏、提拉乳头。

3.养成良好的哺乳习惯

定时哺乳，每次哺乳时让婴儿吸净乳汁，如有淤积及时用吸乳器或手法按摩排出乳汁；培养婴儿不含乳头睡眠的习惯；注意婴儿口腔卫生，及时治疗婴儿口腔炎症。

4.及时处理乳头破损

乳晕破损或皲裂时应暂停哺乳，用吸乳器吸出乳汁哺乳婴儿；局部用温水清洁后涂以抗菌药软膏，待愈合后再行哺乳；症状严重时应及时诊治。

五、护理效果评估

（1）患者的乳汁淤积情况有无改善，是否学会正确排出淤积乳汁的方法，是否坚持每天挤出已经淤积的乳汁，回乳措施是否产生效果，乳房胀痛有无逐渐减轻。

（2）患者乳房皮肤的红肿情况有无好转，乳房皮肤有无溃烂，乳房肿块有无消失或增大。

（3）患者应用抗生素后体温有无恢复正常，炎症有无消退，炎症有无进一步发展为脓肿。

（4）患者脓肿有无及时切开引流，伤口愈合情况是否良好。

（5）患者是否了解哺乳卫生和预防乳腺炎的知识，焦虑情绪是否改善。

第二节　乳腺囊性增生

乳腺囊性增生病也称为慢性囊性乳腺病，或称为纤维囊性乳腺病，是乳腺间质的良性增生。增生可发生于腺管周围，并伴有大小不等的囊肿形成；也可发生在腺管内而表现为上皮的乳头样增生，伴乳管囊性扩张；另一类型是小叶实质增生，本病是妇女的常见病之一，多发生于 30～50 岁妇女，临床特点是乳房胀痛、乳房肿块及乳头溢液。

一、病因病理

本病的症状常与月经周期有密切关系，且患者多有较高的流产率。一般多认为其发病与卵巢功能失调有关，可能是黄体素的减少及雌激素的相对增多，致使两者比例失去平衡，使月经前的乳腺增生变化加剧，疼痛加重，时间延长，月经后的"复旧"也不完全，日久就形成了乳腺囊性增生病。主要病理改变是导管、腺泡以及间质的不同程度的增生；病理类型可分为乳痛症型（生理性的单纯性乳腺上皮增生症）、普通型腺病小叶增生症型、纤维腺病型、纤维化型和囊肿型（即囊肿性乳腺上皮增生症），各型之间的病理改变都有不同程度的移行。

二、临床表现

乳房胀痛和肿块是本病的主要症状，其特点是部分患者具有周期性。疼痛与月经周期有关，往往在月经前疼痛加重，月经来潮后减轻或消失，有时整个月经周期都有疼痛，部分患者可伴有月经紊乱或既往有卵巢或子宫病史。体检发现一侧或两侧乳腺有弥漫性增厚，可局限于乳腺的一部分，也可分散于整个乳腺；肿块呈颗粒状、结节状或片状，大小不一，质韧而不硬；增厚区与周围乳腺组织分界不明显，与皮肤无粘连。少数患者可有乳头溢液，本病病程较长，发展缓慢。

三、治疗

主要是对症治疗，绝大多数患者不需要外科手术治疗。一般首选具有疏肝理气、调和冲任、软坚散结及调整卵巢功能的中药或中成药，如逍遥散等。由于本病有少数可发生癌变，确诊后应注意密切观察、随访。乳房胀痛严重，肿块较多、较大者，可酌情应用维生素 E 及激素类药物。在治疗过程中还应注意情志疏导，配合应用局部外敷药物，激光局部照射、磁疗等方法也有一定疗效。

四、护理评估

（一）健康史和相关因素

本病的发生与内分泌失调有关。一是体内雌、孕激素比例失调，黄体素分泌减少、雌激素量增多导致乳腺实质增生过度和复旧不全；二是部分乳腺实质中女性雌激素受体的质与量的异常，导致乳腺各部分发生不同程度的增生。

（二）身体状况

1.临床表现

（1）乳房疼痛特点是胀痛，具有周期性，常于月经来潮前疼痛发生或加重，月经来潮后减轻或消失，有时整个月经周期都有疼痛。

（2）乳房肿块一侧或双侧乳腺有弥漫性增厚，可呈局限性改变，对位于乳房外上象限，轻度触痛；也可分散于整个乳腺。肿块呈结节状或片状，大小不一。质韧而不硬，增厚区与周围乳腺组织分界不明显。

（3）少数患者可有乳腺溢液，呈黄绿色或血性，偶有无色浆液。

2.辅助检查

钼靶 X 线摄片、B 型超声波或组织病理学检查等均有助于本病的诊断。

（三）处理原则

主要是观察、随访和对症治疗。

1.非手术治疗

主要是观察和药物治疗。观察期间可用中医中药调理，或口服乳康片、乳康宁等；

抗雌激素治疗仅在症状严重时采用，可口服他莫昔芬。由于本病有恶变可能，应嘱患者每隔 2～3 个月到医院复查，有对侧乳腺癌或有乳腺癌家族史者应密切随访。

2.手术治疗

若肿块周围乳腺组织局灶性增生较为明显、形成孤立肿块，或 B 超、钼靶 X 线摄片发现局部有沙粒样钙化灶者，应尽早手术切除肿块并做病理学检查。

五、常见护理诊断问题

疼痛与内分泌失调致乳腺实质过度增生有关。

六、护理措施

（一）减轻疼痛

（1）解释疼痛发生的原因，消除患者的思想顾虑，让其保持心情舒畅。

（2）用宽松胸罩托起乳房。

（3）遵医嘱服用中药调理或其他对症治疗药物。

（二）定期复查

遵医嘱定期复查，以便及时发现恶性变化。

（三）乳腺增生的日常护理

为预防乳腺疾病，成年女性每月都要自检。月经正常的妇女，月经来潮后第 2～11 天是检查的最佳时间。下面介绍几种自检的方法。

1.对镜自照法

面对镜子，将双臂高举过头，观察乳房的形状和轮廓有无变化，皮肤有无异常（主要是有无红肿、皮疹、浅静脉曲张、皮肤皱褶、橘皮样改变等），观察乳头是否在同一水平线上，是否有抬高、回缩、凹陷等现象，用拇指和食指轻轻挤捏乳头，检查是否有异常分泌物从乳头溢出，乳晕颜色是否改变。

2.平卧触摸法

平卧，右臂高举过头，并在右肩下垫一小枕头，使右侧乳房变平。左手四指并拢，用指端掌面检查乳房各部位是否有肿块或其他变化。

3.淋浴检查法

淋浴时，因皮肤湿润更易发现问题，用一手指指端掌面慢慢滑动，仔细检查乳房的各个部位及腋窝处是否有肿块。

第三节　急性阑尾炎

急性阑尾炎是最常见的外科急腹症之一，多发生于青壮年，男性发病率高于女性。

一、病因与转归

（一）病因

1.阑尾管腔阻塞

阑尾管腔阻塞是急性阑尾炎最常见的病因。导致阑尾管腔阻塞的原因：①淋巴小结明显增生，约占60%，多见于青年人。②粪石，约占35%；③异物、炎性狭窄、食物残渣、蛔虫、肿瘤等，较少见。④阑尾的管腔细长、开口狭小、系膜短致阑尾卷曲。

2.细菌入侵

致病菌多为肠道内的革兰氏阴性杆菌和厌氧菌。阑尾管腔阻塞后，细菌繁殖并分泌内毒素和外毒素，损伤黏膜上皮，产生溃疡，细菌经溃疡面向肌层扩散；也可因肠道炎性疾病蔓延至阑尾。

3.饮食因素

长期进食高脂肪、高糖和缺乏纤维的食物，因肠蠕动减弱、菌群改变、粪便黏稠而易形成粪石，阻塞管腔造成炎症。

（二）急性阑尾炎的转归

1.炎症消退

部分单纯性阑尾炎经及时治疗后炎症消退，无解剖学上的改变；化脓性阑尾炎药物治疗后，即使炎症消退，仍遗留管腔狭窄、管壁增厚和周围粘连，最后转为慢性阑尾炎。

2.炎症局限

部分化脓、坏疽或穿孔性阑尾炎被大网膜包裹后，炎症可局限化，形成阑尾周围脓肿，如脓液较少，经药物治疗后可被逐渐吸收。

3.炎症扩散

炎症重、发展快，又未得到及时治疗时，可发展为弥漫性腹膜炎、化脓性门静脉炎、细菌性肝脓肿甚至感染性休克等。

二、临床表现

（一）症状

1.转移性右下腹痛

发生率为70%～80%，即疼痛多开始于上腹部或脐周，位置不固定，在6～8小时后转移并固定于右下腹。少部分患者在发病初时即表现为右下腹痛。特殊位置阑尾的腹痛部位也不相同，如盲肠后位阑尾炎的腹痛在右侧腰部，盆位阑尾炎者的腹痛位于耻骨上区，肝下区阑尾炎表现为右上腹痛，极少数内脏反位者呈左下腹痛，

2.胃肠道反应

早期可出现畏食、恶心和呕吐，有些患者可发生腹泻或便秘。

3.全身表现

早期有乏力、低热症状。炎症加重可出现脉速、发热等，体温多在38℃以下。阑尾穿孔形成腹膜炎时，会出现寒战、体温明显升高，若发生门静脉炎还可引起轻度黄疸。

（二）体征

1.右下腹固定压痛

压痛点通常位于麦氏点，虽然压痛点随阑尾解剖位置变异会有改变，但始终固定在一个位置。阑尾炎症扩散至周围组织时，压痛范围也相应扩大，但仍以阑尾所在位置最明显。

2.腹膜刺激征

包括压痛、反跳痛（Blumberg 征）、腹肌紧张、肠鸣音减弱或消失等。腹膜刺激征是壁层腹膜受炎症刺激的一种防御性反应，常表示阑尾炎症加重。但小儿、老人、孕妇、肥胖、虚弱者或盲肠后位阑尾炎的腹膜刺激征不明显。

3.右下腹包块

右下腹可扪及压痛性包块，位置固定、边界不清，阑尾穿孔和阑尾周围形成脓肿者多见。

三、辅助检查

（一）实验室检查

多数患者的血常规检查可见白细胞计数和中性粒细胞比例升高。但新生儿、老年人及 HIV 感染者的白细胞计数不升高或升高不明显。部分单纯性阑尾炎患者白细胞可无明显升高，可查血清淀粉酶、脂肪酶排除胰腺炎，β-HCG 测定以排除异位妊娠。

（二）影像学检查

1.腹部 X 线检查

立位腹平片可见盲肠扩张和液气平；钡剂灌肠 X 线检查可见阑尾不充盈或充盈不全，阑尾腔不规则，72 小时后复查仍有钡剂残留，即可诊断为慢性阑尾炎。

2.B 超检查

可显示阑尾肿大或脓肿。

四、治疗要点

大部分患者应早期手术治疗，部分成人急性单纯性阑尾炎患者可经非手术治疗而痊愈。

（一）非手术治疗

仅适用于诊断不很明确或症状比较轻的单纯性阑尾炎。主要治疗措施为应用抗生素控制感染、禁食、补液等。在非手术治疗期间，应密切观察病情，若病情有发展趋势，应及时行手术治疗。

（二）手术治疗

可用传统的开腹手术方法切除阑尾，也可采用腹腔镜进行手术。根据阑尾炎的不同病理类型选择不同的手术方式，具体方法如下。

1.急性单纯性阑尾炎

行阑尾切除术，切口Ⅰ期缝合。

2.急性化脓性或坏疽性阑尾炎

行阑尾切除术，若腹腔内有脓液，应彻底清除脓液，可根据病情放置引流。注意保护切口，可Ⅰ期缝合。

3.穿孔性阑尾炎

手术切除阑尾后，清除腹腔脓液并清洗腹腔，根据病情放置腹腔引流管。术中注意保护切口，冲洗腹腔，Ⅰ期缝合。

4.阑尾周围脓肿

全身应用抗生素治疗或同时联合局部外敷药物，以促进脓肿吸收消退；待肿块缩小局限、体温正常3个月后再手术切除阑尾。若在非手术治疗过程中，病情有发展趋势，则应行脓肿切开引流手术，待3个月后再行阑尾切除术。

五、护理措施

（一）术前护理

1.心理护理

在与患者及家属建立良好沟通的基础上，做好解释安慰工作，稳定患者情绪，减轻焦虑。

2.减轻或控制疼痛

（1）采取合适卧位：协助患者采取半卧位或斜坡卧位，以减轻腹壁张力。指导患者进行有节律的深呼吸，起到放松和减轻疼痛的作用。

（2）避免增加肠腔内压力：疾病观察期间，患者禁食，必要时遵医嘱给予胃肠减压，以减轻腹胀和腹痛；解除禁食后，应在严密的病情观察下，指导患者进清淡饮食，防止腹胀而引起疼痛。

（3）药物镇痛：对诊断明确或已决定手术的剧烈疼痛患者，可遵医嘱给予解痉或镇痛药，以缓解疼痛。

（4）控制感染：遵医嘱应用足量有效抗生素，以有效控制感染，达到减轻疼痛的目的。

3.病情观察

定时测量生命体征；加强巡视，观察患者腹部症状和体征，尤其注意腹痛的变化；禁用镇静镇痛药，以免掩盖病情。

（二）术后护理

（1）密切监测生命体征及病情变化。

（2）患者全麻术后清醒或硬膜外麻醉术后 6 小时，血压、脉搏平稳者改为半卧位。

（3）保持切口敷料清洁、干燥，观察切口愈合情况，及时发现切口出血及感染征象。妥善固定引流管，防止扭曲、打折、受压，观察并记录引流液的颜色、性状及量的大小。

（4）患者术后禁食、胃肠减压，并经静脉补液。待肠蠕动恢复，肛门排气后，逐步恢复经口进食。

（5）应用有效抗生素，控制感染，防止并发症发生。

（6）鼓励患者术后床上翻身、活动肢体，早期下床活动，以促进肠蠕动恢复，减少肠粘连的发生。

（三）并发症的预防和护理

1.切口感染的预防和护理

（1）按时更换切口敷料，及时更换被渗液污染的敷料，保持切口敷料清洁和干燥。

（2）对化脓、坏疽或穿孔的阑尾炎患者，应根据脓液或渗液细菌培养和药物敏感试验结果应用敏感抗菌药物。

（3）注意观察手术切口情况，若术后 2～3 天，切口部位出现红肿、压痛、波动感，且伴体温升高，应考虑切口感染。

（4）发现切口感染后，应配合医师做好穿刺抽出脓液，或拆除缝线放出脓液及放置引流管等，定期给伤口换药，及时更换被渗液浸湿的敷料，保持敷料清洁、干燥。

2.腹腔脓肿的预防和护理

（1）术后患者血压平稳后给予半坐卧位，以利于腹腔内渗液积聚于盆腔或引流，避免形成腹腔脓肿。

（2）保持引流管通畅：妥善固定引流管，防止受压、扭曲、堵塞等，确保有效引流，防止因引流不畅而致积液或脓肿

（3）遵医嘱应用足量、敏感的抗菌药物。

（4）术后密切观察患者的体温变化，若术后5～7天患者体温下降后又升高，且伴腹痛、腹胀、腹肌紧张或腹部包块等，则提示腹腔感染或脓肿。

（5）一经确诊，应配合医师做好超声引导下穿刺抽脓、冲洗或置管引流，必要时遵医嘱做好手术切开引流的准备。

（四）健康指导

（1）对非手术治疗的患者，应向其解释禁食的目的，教会患者自我观察腹部症状和体征变化的方法。

（2）保持良好的饮食、卫生及生活习惯，餐后不做剧烈运动，尤其跳跃、奔跑等；术后鼓励患者摄入营养丰富齐全的食物，以利于切口愈合。

（3）指导患者术后早期下床活动，防止发生肠粘连甚至粘连性肠梗阻。

（4）阑尾周围脓肿者，出院时应告知患者3个月后再次住院行阑尾切除术。

（5）患者出院后，发现腹痛、腹胀等不适时应及时就诊。

第四节　胆石症

胆石症指发生在胆囊和胆管的结石，是胆道系统的常见病和多发病。

胆石的成因十分复杂，是多因素综合作用的结果，主要与以下因素有关：①胆道

感染；②胆管异物；③胆道梗阻；④代谢因素；⑤胆囊功能异常；⑥致石基因及其他因素。

胆石按结石组成成分的不同可分为3类：①胆固醇结石：以胆固醇为主要成分，其中80%发生于胆囊内。X线检查多不显影。②胆色素结石：以胆色素为主，其中75%发生于胆管内，X线检查多不显影。③混合型结石：X线检查常显影。

一、胆囊结石

胆囊结石为发生在胆囊内的结石，主要是胆固醇结石和以胆固醇为主的混合性结石，常与急性胆囊炎并存。主要见于成年人，女性多见。

（一）病因

胆囊结石是多种综合性因素作用的结果。主要与脂类代谢异常、胆囊细菌感染和收缩排空功能减退有关，这些因素可引起胆汁成分和理化性质发生变化。

（二）临床表现

30%的胆囊结石患者可终身无临床症状。单纯性胆囊结石，无梗阻和感染时，常无临床症状或仅有轻微的消化系统症状；结石嵌顿时，则出现明显症状和体征。

1.胆绞痛

常发生于饱餐、进食油腻食物后或睡眠时。表现为突发的右上腹阵发性剧烈绞痛，可向右肩部、肩胛部或背部放射。由于油腻饮食后胆囊收缩或睡眠时体位改变导致结石移位并嵌顿于胆囊颈部，使胆汁排空受阻，胆囊强烈收缩所致。

2.上腹隐痛

多数患者仅在饱餐、进食油腻食物、工作紧张或休息不好时感到上腹部或右上腹部隐痛，或者有畏食、腹胀、腹部不适等消化道症状。

3.胆囊积液

胆囊结石长期嵌顿或阻塞胆囊管但未合并感染时，胆囊黏膜吸收胆汁中的胆色素，并分泌黏液物质，导致胆囊积液。积液呈透明且无色，称为白胆汁。

4.其他

极少表现为黄疸，可并发胆源性胰腺炎、胆囊穿孔、胆囊十二指肠瘘、胆囊结肠瘘等。

5.Mirizzi 综合征

Mirizzi 综合征是特殊类型的胆囊结石，临床特点是反复发作胆囊炎及胆管炎，有明显的梗阻性黄疸。形成原因是由于胆囊管与肝总管伴行过长或胆囊管与肝总管汇合位置过低，较大的胆囊管结石持续嵌顿于胆囊颈部压迫肝总管，引起肝总管狭窄。

（三）辅助检查

B 超检查可显示胆囊内结石；CT 及 MRI 检查亦能显示结石，但费用较高，不作为常规检查。

（四）治疗要点

1.手术治疗

（1）适应证：①伴有胆囊息肉>1cm；②结石数量多及结石直径≥2cm；③胆囊壁钙化或瓷性胆囊；④胆囊壁增厚（>3mm）即伴有慢性胆囊炎；⑤儿童胆囊结石。

（2）手术类型：胆囊切除是治疗胆囊结石的首选方法。根据病情选择经腹或腹腔镜胆囊切除术。行胆囊切除时，若有下列情况应同时行胆总管探查术：①既往有梗阻性黄疸病史。②术前检查发现胆总管扩张或有结石。③术中发现胆总管扩张或管壁增厚。④术中扪及胆总管内有结石、蛔虫或肿块；⑤术中胆总管穿刺抽出脓性或血性胆汁，或胆汁内有泥沙样胆色素颗粒。⑥术中胆道造影提示胆总管结石。⑦有胰腺炎病史或术中发现胰腺呈弥漫性炎症改变且不能排除胆总管病变者。

2.非手术治疗

对无症状的胆囊结石一般不需积极手术治疗。

（五）护理措施

1.减轻或控制疼痛

根据疼痛的程度及性质，采取非药物或药物方法镇痛。

（1）疼痛观察：观察疼痛的程度、性质；发作的时间、诱因及缓解的相关因素；

与饮食、体位、睡眠的关系；腹膜刺激征及 Murphy 征是否阳性等。

（2）卧床休息：协助患者采取舒适体位，达到放松和减轻疼痛的效果。

（3）合理饮食：根据病情指导患者进清淡饮食，忌油腻食物；病情严重者予以禁食水、胃肠减压。

（4）药物镇痛：对诊断明确的剧烈疼痛患者，可遵医嘱给予解痉或镇痛药，以缓解疼痛。

2.提供相关知识

介绍胆石症和与手术相关的知识。

3.胆汁瘘的预防和护理

（1）加强观察：包括生命体征、腹部体征及引流液情况，若患者术后出现发热、腹胀、腹腔引流管引流出胆汁样液体等情况，应警惕胆汁瘘的可能。

（2）及时处理：如发现胆汁瘘的征象，应及时通知医师并协助其进行相应的处理。

二、胆管结石

胆管结石为发生在肝内、外胆管的结石。

（一）肝外胆管结石

1.病因病理

分为原发性胆管结石和继发性胆管结石。在胆管内的结石称为原发性胆管结石，以胆色素结石或混合性结石多见。胆管内结石来自胆囊结石者，称为继发性胆管结石，以胆固醇结石多见。形成诱因主要有胆道感染、胆道梗阻包括胆总管扩张形成的相对梗阻，胆道异物等。结石可引起急性和慢性胰管炎、全身感染、肝损害及胆源性胰腺炎。

2.临床表现

（1）腹痛：因结石嵌顿于胆总管下端或壶腹部，引起 Oddi 括约肌痉挛收缩所致。腹痛位于剑突下或右上腹部，呈阵发性绞痛，或持续性疼痛阵发性加剧，可向右肩背部放射。

（2）寒战、高热：是胆管梗阻并继发感染后引起的全身性中毒症状。多发生于剧烈腹痛后，体温可高达 39～40℃。

（3）黄疸：由胆管梗阻后胆红素逆流入血液所致。黄疸的程度取决于梗阻的程度及是否继发感染。

（4）消化道症状：多数患者有恶心、腹胀、厌油腻食物等。

3.辅助检查

（1）实验室检查：血常规检查可见白细胞计数及中性粒细胞比例明显升高；血清胆红素、转氨酶和碱性磷酸酶升高。尿液检查显示尿胆红素升高，尿胆原降低甚至消失。粪便检查显示粪中尿胆原减少。

（2）影像学检查：B 超检查可见胆管内结石影，近端胆管扩张。PTC、ERCP 或MRCP 等检查可显示梗阻部位、程度、结石大小和数量等。

4.治疗要点

以手术治疗为主。原则为取除结石，解除胆道梗阻，术后保持胆汁引流通畅。

肝外胆管结石常用的手术方法有以下 2 种：①胆总管切开取石、T 管引流术：适用于单纯胆管结石，胆管上、下端通畅，无狭窄或其他病变者。有胆囊结石者同时切除胆囊。②胆肠吻合术：又称为胆汁内引流术。仅适用于胆总管远端炎症狭窄造成的梗阻无法解除，胆总管扩张；胆胰汇合部异常，胰液直接流入胆管；胆管因病变而部分切除无法再吻合。常用的吻合方式为胆管空肠 Roux-en-Y 吻合术。

（二）肝内胆管结石

1.病因病理

肝内胆管结石又称为肝胆管结石。其病因复杂，主要与胆道感染、胆道寄生虫、胆汁停滞、胆管解剖变异等有关。肝内胆管结石可局限于肝内一叶或一段，也可弥漫分布于所有肝内胆管，临床常见于左叶及右后叶肝内胆管结石。基本病理生理改变为肝胆管梗阻、肝内胆管炎、肝胆管癌。

2.临床表现

常与肝外胆管结石并存，临床表现与肝外胆管结石相似。当胆管梗阻和感染发生在部分肝叶、肝段胆管时，患者可无症状或仅有轻微的肝区和患侧胸背部胀痛。若一侧肝内胆管结石合并感染而未能及时治疗且发展为叶、段胆管积脓或肝脓肿时，可表现为长时间发热、消耗而出现消瘦、体弱等表现。部分患者可有肝大、肝区压痛和叩痛等体征。

3.辅助检查

血常规检查可见白细胞计数及中性粒细胞比例明显升高，肝功酶学检查异常。

4.治疗要点

以手术治疗为主。原则为取除结石，解除梗阻或狭窄，去除结石和感染病灶，恢复和建立通畅的胆汁引流，防止结石的复发。

（1）胆管切开取石：是最基本的方法。应争取切开狭窄的部位，取净结石。

（2）胆肠吻合术：不能作为替代对胆管狭窄、结石病灶的处理方法。当 Oddi 括约肌仍有功能时，应尽量避免行胆肠吻合术。

（3）肝切除术：肝内胆管结石反复并发感染，致局部肝萎缩、纤维化和功能丧失时，或切除病变部分的肝脏。

（4）残留结石的处理：术后经引流管窦道胆道镜取石；激光、超声、微爆破碎石；经引流管溶石，体外震波碎石等。

（三）护理措施

1.减轻或控制疼痛

（1）卧床休息。

（2）禁食、胃肠减压，指导患者深呼吸放松等，以缓解疼痛。

（3）对诊断明确的剧烈疼痛患者，遵医嘱给予消炎利胆、解痉或镇痛药。

2.降低体温

（1）降温：根据患者的体温情况，采取物理降温和药物降温方法。

（2）控制感染：遵医嘱应用足量、有效的抗生素，以有效控制感染，恢复患者正常体温。

3.营养支持

（1）梗阻未解除的禁食患者：通过胃肠外途径补充足够的热量，以维持良好的营养状态。

（2）梗阻已解除、进食水不足者：指导和鼓励患者进食高蛋白、高碳水化合物、高维生素和低脂饮食。

4.防止皮肤破损

（1）提供相关知识：患者常因胆道梗阻致胆汁淤滞、胆盐沉积而引起皮肤瘙痒。应告知患者相关知识，不可用手抓挠，防止抓破皮肤。

（2）保持皮肤清洁。

（3）瘙痒剧烈者，可遵医嘱应用外用药物或其他药物治疗。

（4）引流管周围皮肤的护理：若术后放置引流管，应注意其周围皮肤的护理。若引流管周围见胆汁样渗出物，应及时更换被胆汁浸湿的敷料，局部皮肤涂敷氧化锌软膏，防止胆汁刺激和损伤皮肤。

5.并发症的预防和护理

（1）出血的预防和护理：术后早期出血的原因多由术中结扎血管线脱落、肝断面渗血及凝血功能障碍所致，应加强预防和观察。①卧床休息：对于肝部分切除术的患者，术后应卧床3～5天，以防过早活动致肝断面出血。②改善和纠正凝血功能：遵医嘱予以维生素 K_1 肌内注射，以纠正凝血机制障碍。③病情观察：术后早期若患者腹腔引流管内引流出血性液体增多，每小时超过 100mL，持续 3 小时以上，或患者出现腹胀、腹围增大，伴面色苍白、心率加快、血压下降等表现时，提示患者可能有腹腔内出血，应立即通知医师，准备物品进行相应的急救和护理。

（2）胆汁瘘的预防和护理：胆管损伤、胆总管下端梗阻、T 管引流不畅等均可引起胆瘘。①病情观察：术后患者如出现发热、腹胀和腹痛等腹膜炎表现，或患者腹腔引流液引出黄绿色胆汁样液体，常提示患者发生胆汁瘘。应及时通知医师，配合其进行相应处理。②妥善固定引流管：腹腔引流管、T 管应妥善固定，防止患者翻身或活动时被牵拉而脱出。躁动及不合作患者，应采取防护措施。③保持引流通畅：避免引流管打折、扭曲、受压。④观察引流情况：观察并记录引流胆汁的量、颜色及性状。术后 24 小时内胆汁引流量为 300~500mL，进食后每日可有 600~700mL，逐渐减少至每日 200mL 左右。术后 1~2 天内胆汁颜色可呈淡黄色混浊状，以后逐渐加深、清亮。若引出胆汁量过多，常提示胆管下端梗阻，应进一步检查，并采取相应措施；若胆汁突然减少甚至无胆汁引出，提示引流管阻塞、受压、扭曲、折叠或脱出，应及时查找原因并处理。

（3）感染的预防和护理：①生命体征平稳应采取半坐或斜坡卧位，以利于引流和防止腹腔内渗液积聚于膈下而发生感染；引流管的远端不可高于引流平面，防止引流液和胆汁逆流而引起感染。②注意引流管口周围皮肤护理，保持局部干燥，防止胆汁浸润皮肤而引起炎症反应。③严格无菌操作，避免引流管扭曲、受压和滑脱，保持胆汁引流通畅，防止胆管内压力升高而致胆汁渗漏和腹腔内感染。

6.T 管护理

（1）观察胆汁引流的量、颜色和性状：术后 T 管引流胆汁每日 200~300mL，较澄清，如 T 管无胆汁引出，应检查 T 管有无脱出或扭曲；如胆汁过多，应检查下端有无梗阻；如胆汁浑浊，应注意结石遗留或胆管炎症未得到控制。

（2）术后 10~14 天试行夹管 1~2 日：夹管期间应注意观察病情，若患者无发热、腹痛、黄疸等症状，可行 T 管造影，如造影无异常，在持续开放 T 管 24 小时充分引流造影剂后，再次闭管 2~3 日，即可拔管。拔管后残留窦道用凡士林纱布堵塞，1~2 日内可自行闭合。

（3）如胆道造影发现有结石残留，则需保留 T 管 6 周以上，再作取石或其他处理。

第六章　重症护理

第一节　昏迷

昏迷是一种严重的意识障碍，随意运动丧失，对体内外（如语言、声音、光、疼痛等）一切刺激均无反应并出现病理反射活动的一种临床表现。在临床上，可由多种原因引起，并且是病情危重的表现之一。因此，如遇到昏迷的患者，应及时判断其原因，选择正确的措施，争分夺秒地抢救，以挽救患者生命。

昏迷的原因分为颅内、颅外因素：①颅内因素有中枢神经系统炎症（脑膜炎、脑脓肿、脑炎等），脑血管意外（脑出血、脑梗死、蛛网膜下隙出血），占位性病变（脑肿瘤、颅内血肿），脑外伤，癫痫。②颅外病因包括严重感染（败血症、伤寒、中毒性肺炎等），心血管疾病（休克、高血压脑病、阿-斯综合征等），内分泌与代谢性疾病（糖尿病酮症酸中毒、低血糖、高渗性昏迷、肝昏迷、尿毒症等），药物及化学物品中毒（有机磷农药、一氧化碳、安眠药、麻醉剂、乙醚等），物理因素（中暑、触电）。

一、昏迷的临床表现

昏迷是病情危重的标志，病因不同其临床表现也各异。

（1）伴有抽搐者，见于癫痫、高血压脑病、脑水肿、尿毒症、脑缺氧、脑缺血等。

（2）伴有颅内压增高者，见于脑水肿、脑炎、脑肿瘤、蛛网膜下隙出血等。

（3）伴有高血压者见于高血压脑病、脑卒中、嗜铬细胞瘤危象。

（4）伴有浅弱呼吸者见于肺功能不全、药物中毒、中枢神经损害。

（5）患者呼出气体的气味对诊断很有帮助，如尿毒症患者呼出气体有氨气味，酮症酸中毒有烂苹果味，肝昏迷有肝臭味，乙醇中毒者有乙醇味，DDV 中毒有 DDV 味。

二、护理评估

（一）健康史

应向患者的家属或有关人员详细询问患者以往有无癫痫发作、高血压病、糖尿病以及严重的心、肝、肾和肺部等疾病。了解患者发作现场情况，发病之前有无外伤或其他意外事故（如服用毒物、高热环境下长期工作、接触剧毒化学药品和煤气中毒等），最近患者的精神状态和与周围人的关系。

（二）身体状况

1.主要表现

应向患者家属或有关人员详细询问患者的发病过程、起病时有无诱因、发病的急缓、持续的时间、演变经过；昏迷是首发症状还是由其他疾病缓慢发展而来的，昏迷前有无其他表现（指原发病的表现：有无剧烈头痛、喷射样呕吐；有无心前区疼痛；有无剧烈的咳嗽、咳粉红色痰液、严重的呼吸困难、发绀；有无烦躁不安、胡言乱语；有无全身抽搐；有无烦渴、多尿、烦躁、呼吸深大、呼气有烂苹果味等），以往有无类似发作史，昏迷后有无其他的表现。

2.体格检查

（1）观察检查生命体征。①体温：高热提示有感染性或炎症性疾患。过高可能为中暑或中枢性高热（脑干或下丘脑损害）。过低提示为休克、甲状腺功能减退、低血糖、冻伤或镇静安眠药过量。②脉搏：不齐可能为心脏病。微弱无力提示休克或内出血等。过速可能为休克、心力衰竭、高热或甲亢危象。过缓可能为房室传导阻滞或阿-斯综合征。缓慢而有力提示颅内压增高。③呼吸：深而快的规律性呼吸常见于糖尿病酸中毒，称为 Kussmual 呼吸；浅而快速的规律性呼吸见于休克、心肺疾患或安眠药中毒引起的呼吸衰竭；脑的不同部位损害可出现特殊的呼吸类型，如潮式呼吸提示大脑半球广泛损害，中枢性过度呼吸提示病变位于中脑被盖部，长吸式呼吸为脑桥上部损害所致，丛集式呼吸系脑桥下部病变所致，失调式呼吸是延髓特别是其下部损害的特征性表现。④血压：过高提示颅内压增高、高血压脑病或脑出血。过低可能为脱水、休克、心肌梗死、镇静安眠药中毒、深昏迷状态等。

（2）神经系统检查。①瞳孔：正常瞳孔直径为 2.5～4mm，小于 2mm 为瞳孔缩小，大于 5mm 为瞳孔散大。双侧瞳孔缩小见于吗啡中毒、有机磷杀虫药中毒、巴比妥类药物中毒、中枢神经系统病变等，如瞳孔针尖样缩小（小于 1mm），常为脑桥病变的特征，1.5～2.0mm 常为丘脑或其下部病变。双侧瞳孔散大见于阿托品、山莨菪碱、多巴胺等药物中毒，中枢神经病变见于中脑功能受损；双侧瞳孔散大且对光反射消失表示病情危重。两侧瞳孔大小若相差 0.5mm 以上，常见于小脑天幕病及 Horner 征。②肢体瘫痪：可通过自发活动的减少及病理征的出现来判断昏迷患者的瘫痪肢体。昏迷程度深的患者可重压其眶上缘，疼痛可刺激健侧上肢出现防御反应，患侧则无；可观察患者面部疼痛的表情判断有无面瘫；也可将患者双上肢同时托举后突然放开任其坠落，瘫痪侧上肢坠落较快，即坠落试验阳性；偏瘫侧下肢常呈外旋位，且足底的疼痛刺激下肢回缩反应差或消失，病理征可为阳性。③脑膜刺激征：伴有发热者常提示中枢神经系统感染；不伴发热者多为蛛网膜下隙出血。如有颈项强直应考虑有无中枢神经系统感染、颅内血肿或其他造成颅内压升高的原因。④神经反射：昏迷患者若没有局限性的脑部病变，各种生理反射均呈对称性减弱或消失，但深反射也可亢进。昏迷伴有偏瘫时，急性期患侧肢体的深、浅反射减退。单侧病理反射阳性，常提示对侧脑组织存在局灶性病变，如果同时出现双侧的病理反射阳性，表明存在弥漫性颅内损害或脑干病变。⑤姿势反射：观察昏迷患者全身的姿势也很重要，临床上常见两种类型：一种为去大脑强直，表现为肘、腕关节伸直，上臂内旋和下肢处于伸展内旋位。提示两大脑半球受损且中脑及间脑末端受损。另一种为去皮质强直，表现为肘、腕处于弯屈位，前臂外翻和下肢呈伸展内旋位。提示中脑以上大脑半球受到严重损害。这两种姿势反射，可为全身性，亦可为一侧性。

（3）检查患者有无原发病的体征：有无大小便失禁，呼气有无特殊气味，皮肤颜色有无异常，肢端是否厥冷，肺部听诊有无湿啰音，听诊心脏的心音有无低钝，有无心脏杂音，腹肌有无紧张，四肢肌肉有无松弛，四肢肌力有无减退，眼球偏向哪侧，眼底检查有无视乳头水肿。

（三）心理状况

由于患者病情发展快，病情危重，抢救中紧张的气氛，繁多的抢救设施，常引起患者家属的焦虑，而病情的缓解需要时间，家属常因关心患者而对治疗效果不满意。

（四）实验室检查

（1）CT或MRI：怀疑脑血管意外的患者可采取本项目，可显示病变的性质、部位和范围。

（2）脑脊液检查：怀疑脑膜炎、脑炎、蛛网膜下隙出血的患者可选择此项检查，可提示病变的原因。

（3）血糖、尿酮测定：怀疑糖尿病酮症酸中毒、高渗性昏迷、低血糖的患者可选择本项目，能及时诊断，并在治疗中监测病情变化。此外，根据昏迷患者的其他病因选择相应的检查项目，以尽快做出诊断，为挽救患者生命争取时间。

（五）判断昏迷程度

由于昏迷患者无法沟通，导致询问病史困难，因此护士能够正确地进行病情观察和判断就显得非常重要，首先应确认呼吸和循环系统是否稳定，而详细完整的护理体检应等到对患者昏迷的性质和程度判断后再进行。

1.临床分级法

主要是给予言语和各种刺激，观察患者反应情况加以判断，如呼叫姓名、推摇肩臂、压迫眶上切迹、针刺皮肤、与之对话和嘱其执行有目的的动作等。注意区别意识障碍的不同程度。①嗜睡：是程度最浅的一种意识障碍，患者经常处于睡眠状态，唤醒后定向力基本完整，但注意力不集中，记忆稍差，如不继续对答，很快又会睡。②昏睡：处于较深睡眠状态，不易唤醒，醒时睁眼，但缺乏表情，对反复问话仅能做简单回答，回答时含混不清，常答非所问，各种反射活动存在。③昏迷：意识活动丧失，对外界各种刺激或自身内部的需要不能感知。

2.昏迷量表评估法

（1）格拉斯哥昏迷计分法（GCS）：此方法是在 1974 年英国 Teasdale 和 Jennett 制订的。以睁眼（觉醒水平）、言语（意识内容）和运动反应（病损平面）三项指标的 15 项检查结果来判断患者昏迷和意识障碍的程度。以上三项检查共计 15 分，凡积分低于 8 分，预后不良；5～7 分为预后恶劣；积分小于 4 分者罕有存活。即 GCS 分值愈低，脑损害的程度愈重，预后亦愈差。而意识状态正常者应为满分（15 分）。

此评分简单易行，比较实用。但临床发现：3 岁以下小孩不能合作；老年人反应迟钝，评分偏低；语言不通、聋哑人、精神障碍患者等使用受到限制；眼外伤患者影响判断；有偏瘫的患者应根据健侧作判断依据。

（2）Glasgow-Pittsburgh 昏迷观察表：在 GCS 的临床应用过程中，有人提出尚需综合临床检查结果进行全面分析，同时又强调脑干反射检查的重要性。为此，Pittsburgh 又加以改进补充了另外四个昏迷观察项目，即对光反射、脑干反射、抽搐情况和呼吸状态，称之为 Glasgow-Pittsburgh 昏迷观察表。合计为七项 35 级，最高为 35 分，最低为 7 分。在颅脑损伤中，35～28 分为轻型，27～21 分为中型，20～15 分为重型，14～7 分为特重型颅脑损伤。该观察表即可判定昏迷程度，也反映了脑功能受损水平。

三、护理诊断

（一）意识障碍

意识障碍与各种原因引起的大脑皮质和中脑的网状结构发生高度抑制有关。

（二）清理呼吸道无效

与患者意识丧失不能正常咳嗽有关。

（三）有感染的危险

与昏迷患者的机体抵抗力下降、呼吸道分泌物排出不畅有关。

（四）有皮肤完整性受损的危险

与患者意识丧失而不能自主调节体位、长期卧床有关。

四、护理目标

（1）患者的昏迷减轻或消失。

（2）患者的皮肤保持完整，无压疮发生。

（3）患者无感染的发生。

五、昏迷的救治原则

昏迷患者的处理原则。主要是维持基本生命体征，避免脏器功能的进一步损害，积极寻找和治疗病因。具体包括以下内容。

（1）积极寻找和治疗病因。

（2）维持呼吸道通畅，保证充足氧供，应用呼吸兴奋剂，必要时进行插管行辅助呼吸。

（3）维持循环功能，强心，升压，抗休克。

（4）维持水、电解质和酸碱平衡。对颅内压升高者，应迅速给予脱水治疗。每日补液量 1500~2000mL，总热量 1500~2000kcal。

（5）补充葡萄糖，减轻脑水肿，纠正低血糖。用法是每次 50%葡萄糖溶液 60～100mL 静脉滴注，每 4～6 小时一次。但疑为高渗性非酮症糖尿病昏迷者，最好等血糖结果回报后再给葡萄糖。

（6）对症处理。防止感染，控制高血压、高热和抽搐，注意补充营养。注意口腔、呼吸道、泌尿道和皮肤护理。

（7）给予脑细胞代谢促进剂。

六、护理措施

（一）急救护理

（1）迅速使患者安静平卧，下颌抬高以使呼吸通畅。

（2）松解腰带、领扣，随时清除患者口咽中的分泌物。

（3）呼吸暂停者立即给氧或口对口进行人工呼吸。

（4）注意保暖，尽量少搬动患者。

（5）血压低者注意抗休克。

（6）有条件尽快输液。

（7）尽快呼叫急救站或送医院救治。

（二）密切观察病情

（1）密切观察患者的生命指征，神志、瞳孔的变化，神经生理反射有无异常，注意患者的抽搐、肺部的啰音、心音、四肢肢端温度、尿量、眼底视神经、脑膜刺激征、病理反射等，并及时、详细记录，随时对病情做出正确的判断，以便及时通知医师并及时做出相应的护理，并预测病情变化的趋势，采取措施预防病情的恶化。

（2）如患者出现呼吸不规则（潮式呼吸或间停呼吸）、脉搏减慢变弱、血压明显波动（迅速升高或下降）、体温骤然升高、瞳孔散大、对光反射消失，提示患者病情恶化，须及时通知医师，并配合医师进行抢救。

（三）呼吸道护理

协助昏迷患者取平卧位，头偏向一侧，防止呕吐物误吸造成窒息。帮助患者肩下垫高，使颈部舒展，防止舌后坠阻塞呼吸道，保持呼吸道通畅。立即检查口腔、喉部和气管有无梗阻，及时吸引口、鼻内分泌物，痰黏稠时给予雾化吸入。用鼻管或面罩吸氧，必要时需插入气管套管，机械通气。一般应使 PaO_2 至少高于 80mmHg（10.67kPa），$PaCO_2$ 在 30～35mmHg（4～4.67kPa）。

（四）基础护理

1.预防感染

每 2～3 个小时翻身拍背一次，并刺激患者咳嗽，及时吸痰。口腔护理 3～4 次/天，为防止口鼻干燥，可用 0.9%氯化钠水溶液纱布覆盖口鼻。患者眼睑不能闭合时，涂抗生素眼膏加盖纱布。做好会阴护理，防止泌尿系统感染。

2.预防压疮

昏迷患者由于不能自主调整体位，肢体长期受压容易发生压疮，护理人员应每天观察患者的骶尾部、股骨大转子、肩背部、足跟、外踝等部位，保持床单柔软、清洁、平整，勤翻身，勤擦洗，骨突处做定时按摩，协助患者被动活动肢体，并保持功能位，有条件者可使用气垫床。

3.控制抽搐

可镇静止痉，目前首选药物是地西泮，10～20mg 静脉滴注，抽搐停止后再静脉滴注苯妥英钠0.5～1.0g，可在 4～6 个小时内重复给药。

4.营养支持

给昏迷患者插胃管，采取管喂补充营养，应保证患者每天摄入高热量、高蛋白、高维生素、易消化的流质饮食，如牛奶、豆浆或混合奶、菜汤、肉汤等。维生素 B 族有营养神经的作用，应予以补充。鼻饲管应每周清洗、消毒一次。

5.清洁卫生

（1）每天帮患者清洁皮肤，及时更换衣服，保持床铺的清洁干燥；如患者出现大小便失禁，应及时清洗脏衣服，用清水清洁会阴部皮肤，迅速更换干净的衣服，长期尿失禁或尿潴留的患者，可留置尿管，定期开放（每 4 个小时一次），每天更换一次尿袋，每周更换一次尿管，每天记录尿量和观察尿液颜色，如患者意识转清醒后，应及时拔出尿管，鼓励和锻炼患者自主排尿；如患者出汗，应及时抹干净，防止患者受凉。

（2）每天对患者进行口腔清洁，观察口腔和咽部有无痰液或其他分泌物、呕吐物积聚，如发现有，应及时清理口咽部和气管，防止患者误吸造成窒息。

（五）协助医师查明和去除病因

（1）遵医嘱采取血液、尿液、脑脊液、呕吐物等标本进行相应的检查，以查明患者昏迷的病因。

（2）及时建立静脉通道，为临床静脉用药提供方便。

（3）针对不同病因，遵照医嘱采取相应的医疗措施进行抢救。如有开放性伤口应及时止血、缝合、包扎；如消化道中毒者，应及时进行催吐、洗胃、注射解毒剂；如糖尿病酮症酸中毒患者，应及时应用胰岛素治疗并迅速补充液体；如癫痫持续状态患者，应及时应用苯妥英钠等药物。

（4）遵照医嘱维持患者的循环和脑灌注压，对直接病因已经去除的患者，可行脑复苏治疗（应用营养脑细胞的药物）以促进神经功能的恢复。

（六）健康教育

应向患者家属介绍如何照顾昏迷的患者，应该注意哪些事项，如病情恶化，应保持镇静，及时与医师和护士联系。患者意识清醒后，应向患者和家属宣传疾病的知识，指导他们如何避免诱发原发病病情恶化的因素，并指导患者学会观察病情，及时发现恶化征象，及时就诊，以防止昏迷的再次发生。

七、护理评价

（1）患者的意识是否转清醒。

（2）患者的痰液是否有效排出。

（3）呼吸道是否保持通畅。

（4）皮肤是否保持完整，有无压疮，肺部有无感染发生。

第二节　休克

休克是人体在各种病因打击下引起的以有效循环血量急剧减少、组织器官的氧和血液灌流不足、末梢循环障碍为特点的一种病理综合征。

目前，休克分为低血容量性休克、感染性休克、创伤性休克、心源性休克、神经源性休克和过敏性休克六类。在外科中常见的是低血容量性休克、感染性休克和创伤性休克。

一、特级护理

对休克患者24小时专人护理，制订护理计划，在实施过程中根据患者休克的不同阶段和病情变化，及时修改护理计划。随时做好重症护理记录。

二、严密观察病情变化

除至少每 15～30 分钟为患者测量脉搏、呼吸、血压外，还应观察以下变化。

（一）意识和表情

休克患者的神态改变如烦躁、淡漠、恐惧，昏迷是全身组织器官血液灌注不足的一种表现，应让患者呈仰卧位，头及躯干部抬高 20°~30°，下肢抬高 15°~20°，防止膈肌及腹腔脏器上移，影响心肺功能，并可增加回心血量，改善脑血流灌注量。

（二）皮肤色泽及温度

休克时患者面色及口唇苍白，皮肤湿冷，四肢发凉，皮肤出现出血点或淤斑，可能为休克已进入弥散性血管内凝血阶段。

（三）血压、脉压差及中心静脉压

休克时一般血压常低于 10.6/6.6kPa（80/50mmHg），脉压差<4kPa（<30mmHg）。因其是反映血容量最可靠的方法，对心功能差的患者，可放置 Swau-Gonz 导管，监测右房压、肺动脉压、肺毛细血管嵌压及心输出量，以了解患者的血容量及心功能情况。

（四）脉搏及心率

休克患者脉搏增快，随着病情发展，脉搏减速或出现心律不齐，甚至摸不到脉搏。

（五）呼吸频率和深度

注意呼吸的次数和节律，如呼吸增快、变浅、不规则为病情恶化，当呼吸每分钟增至 30 次以上或下降至 8 次以下，为病情危重。

（六）体温

休克患者体温一般偏低，感染性休克的患者，体温可突然升高至 40℃以上，或骤降至常温以下，均反映病情危重。

（七）瞳孔

观察患者双侧瞳孔的大小，对光反射情况，如双侧瞳孔散大、对光反射消失，说明脑缺氧和患者病情严重。

（八）尿量及尿比重

休克患者应留置导尿管，每小时泌尿量一次，如尿量每小时少于30mL，尿比重增高，说明血容量不足；每小时尿量在30mL以上，说明休克有好转。若输入相当量的液体后尿量仍不足平均每小时30mL，则应监测泌尿比重和血肌酐，同时注意尿沉渣的血细胞、球型等。疑有急性肾小球坏死者，更应监测血钠、尿钠和尿肌酐，以便了解肾脏的损害情况。

三、补充血容量注意输液速度

休克主要是全身组织、器官血液灌注不足引起。护士应在血压及血液动力学监测下调节输液速度。当中心静脉压低于正常值（6～12cmH$_2$O）时，应加快输液速度；高于正常值时，说明液体输入过多、过快，应减慢输液速度，防止肺水肿及心肺功能衰竭。

四、保持呼吸道通畅

休克（尤其是创伤性休克）有呼吸反常现象，应随时注意清除患者口腔及鼻腔的分泌物，以保持呼吸道通畅，同时给予氧吸入。昏迷患者口腔内应放置通气管，并注意听诊肺部，监测动脉血气分析，以便及时发现缺氧或通气不足。吸氧浓度一般为40%～50%，每分钟6～8L的流量。

五、应用血管活性药物的护理

（一）从低浓度慢速开始

休克患者应用血管活性药，应从低浓度慢速开始，每5分钟监测血压1次，待血压平稳后改为每15～30分钟监测1次。并按等量浓度严格掌握输液滴数，使血压维持在稳定状态。

（二）严防液体外渗

静脉滴入升压药时，严防液体外渗，造成局部组织坏死。出现液体外渗时，应立即更换输液部位，外渗部位应用0.25%的普鲁卡因做血管周围组织封闭。

六、预防并发症的护理

（一）防止坠床

对神志不清、烦躁不安的患者，应固定输液肢体，并加床挡防止坠床，必要时将四肢以约束带固定于床旁。

（二）口腔感染

休克、神志不清的患者，由于唾液分泌少容易发生口腔感染，床旁应备口腔护理包。根据口腔 pH 值选择口腔护理液，每天做 4 次口腔护理，保持口腔清洁，神志不清的患者做口腔护理时，要认真检查黏膜有无异常。

（三）肺部感染

休克、神志不清的患者由于平卧位，活动受限，易发生坠积性肺炎。因此，应每天 4 次雾化吸入，定时听诊双肺部以了解肺部情况，必要时给予吸痰。

（四）压疮

休克患者由于血液在组织灌注不足，加之受压部位循环不良，极易发生压疮。因此，应进行皮肤护理，保持皮肤清洁、干燥、卧位舒适，定时翻身，按摩受压部位及骨突处，检查皮肤有无损伤，并严格接班。

第三节　急性中毒

一、急性中毒的诊断

急性中毒的诊断主要根据中毒病史和临床表现以及实验室检查。

（一）中毒病史

采集中毒病史是诊断的首要环节。生产性中毒者需重点询问工种、操作过程，接触的毒物种类和数量、接触途径、同伴发病情况。非生产性中毒者需了解患者的精神状态、本人或家人经常服用的药物，收集患者可能盛放毒物的容器、纸袋和剩余毒物。仔细询问发病过程、症状、治疗药物与剂量及治疗反应等。

（二）临床表现

急性中毒常有其特征性临床表现，现将具有这些特征的常见毒物列举如下。

1.呼气、呕吐物和体表的气味

（1）蒜臭味：有机磷农药，磷。

（2）酒味：酒精及其他醇类化合物。

（3）苦杏仁味：氰化物及含氰甙果仁。

（4）尿味：氨水，硝酸铵。

（5）其他有特殊气味的毒物：汽油，煤油，苯，硝基苯。

2.皮肤黏膜

（1）樱桃红：氰化物，一氧化碳。

（2）潮红：酒精，抗胆碱药（含曼陀罗类）。

（3）发绀：亚硝酸盐，苯的氨基与硝基化合物。

（4）多汗：有机磷毒物，毒蘑菇，解热镇痛剂。

（5）无汗：抗胆碱药。

（6）牙痕：毒蛇和毒虫咬蜇中毒。

3.眼睛

（1）瞳孔缩小：有机磷毒物，阿片类。

（2）瞳孔扩大：抗胆碱药，苯丙胺类，可卡因。

（3）视力障碍：有机磷毒物，甲醇，肉毒毒素。

4.口腔

（1）流涎：有机磷毒物，毒蘑菇。

（2）口干：抗胆碱药，苯丙胺类。

5.神经系统

（1）嗜睡、昏迷：镇静催眠药，抗组胺类，抗抑郁药，醇类，阿片类，有机磷毒物，有机溶剂等。

（2）抽搐惊厥：毒鼠强，氟乙酰胺，有机磷毒物，氯化烃类，氰化物，肼类（如异烟肼），士的宁。

（3）肌肉颤动：有机磷毒物，毒扁豆碱。

（4）谵妄：抗胆碱药。

（5）瘫痪：肉毒毒素，可溶性钡盐。

6.消化系统

（1）呕吐：有机磷毒物，毒蘑菇。

（2）腹绞痛：有机磷毒物，毒蘑菇，巴豆，砷、汞化合物，腐蚀性毒物。

（3）腹泻：毒蘑菇，砷、汞化合物，巴豆，蓖麻子。

7.循环系统

（1）心动过速：抗胆碱药，拟肾上腺素药，醇类。

（2）心动过缓：有机磷毒物，毒蘑菇，乌头，可溶性钡盐，毛地黄类，β受体阻断剂，钙拮抗剂。

（3）血压升高：苯丙胺类，拟肾上腺素药。

（4）血压下降：亚硝酸盐类，各种降压药。

8.呼吸系统

（1）呼吸减慢：阿片类，镇静安眠药。

（2）哮喘：刺激性气体，有机磷毒物。

（3）肺水肿：刺激性气体，有机磷农药。

（三）实验室检查

毒物的实验室过筛对确定诊断和判定毒物类型有帮助，急性口服中毒者，检验呕吐物和胃抽吸物或尿液，其阳性率大于血液，对中毒的靶器官可进行相应的功能和器械检查。对于慢性中毒者，检查环境中及病尿和血液中的毒物，可帮助确诊或排除诊断。

1.毒物分析

从可疑物质、食物和水中检查毒物，也可从中毒患者呕吐物、洗胃液、血、尿中检查毒物或其分解产物。

2.特异性化验检查

如有机磷中毒血液胆碱酯酶活性减低，一氧化碳中毒血中可测出碳氧血红蛋白，亚硝酸盐中毒血中可检出高铁血红蛋白。

3.非特异性化验检查

根据病情进行检查：血常规、血气分析、血清电解质、血糖、肌酐、尿素氮、肝功、心电图、X 线检查、CT 等，从而了解各脏器的功能及并发症。

（四）急性中毒的诊断

若突然出现昏迷、惊厥、呼吸困难、发绀、呕吐等危重症状和体征，又有明确的毒物接触史，平素健康者，诊断急性中毒不难，解毒药试验治疗有效和相应毒物的实验室鉴定可帮助确诊，尤其对毒物接触史不明确者更有意义，还要进行相应的鉴别诊断。

二、急性中毒的救治

急性中毒的救治原则是阻止毒物继续作用于人体和维持生命，包括清除未被吸收的毒物、促进已吸收进入血液毒物的排除、特异性抗毒治疗及对症支持疗法。

急救：对于危重患者应先检查其生命体征如呼吸、血压、心率和意识状态，立即采取有效的急救措施，保证有效循环和呼吸功能。

（一）清除未被吸收的毒物

1.呼吸道染毒

脱离染毒环境，撤至上风或侧风方向，以 3%硼酸、2%碳酸氢钠拭洗鼻咽腔。

2.皮肤染毒

脱去染毒衣服，用棉花、卫生纸吸去肉眼可见的液态毒物，用镊子夹去毒物颗粒，对染毒的皮肤用 5%碳酸氢钠液或肥皂水清洗。

3.眼睛染毒

毒液滴入或微粒溅入眼内或接触有毒气体时，用 3%硼酸、2%碳酸氢钠或大量清水冲洗。

4.经口中毒

（1）催吐：对神志清醒且胃内存留有毒物者，立即催吐。常用催吐方法：用压舌板探触咽腭弓或咽后壁催吐，吐前可令其先喝适量温水或温盐水 200～300mL，或口服 1/2000 高锰酸钾 200～300mL；口服吐根糖浆 15～20mL，以少量水送服；皮下注射阿扑吗啡 3～5mg（只用于成人）。腐蚀性毒物中毒、惊厥、昏迷、肺水肿，严重心血管疾病及肝病者禁催吐，孕妇慎用。

（2）洗胃：经口中毒者，胃内毒物尚未完全排空，可用洗胃法清除毒物。一般在摄入 4～6 个小时内效果最好，饱腹、中毒量大或减慢胃排空的毒物，超过 6 个小时仍要洗胃。腐蚀性毒物中毒禁洗胃，昏迷者要防止误吸。常用洗胃液为 1∶5000 高锰酸钾，2%～4%碳酸氢钠，紧急情况下用一般清水。腐蚀性毒物中毒早期用蛋清或牛奶灌入后吸出 1～2 次。若已知毒物种类，可选用含相应成分的洗胃液，以利于解毒，特别是将活性炭作为强有力的吸附剂，能有效地吸收毒物促进排泄，近年来已到重视。

洗胃宜用较粗的胃管，以防食物堵塞。洗胃时应先吸出胃内容物留作毒物鉴定，然后再灌入洗胃液，每次灌入 300～500mL，反复灌洗，洗胃液总量根据情况而定，一般洗至无毒物气味或高锰酸钾溶液不变色为止，一般成人常需 2～5L，个别可达 10L；在拔出胃管时，应将胃管前部夹住，以免残留在管内的液体流入气管而引起吸入性肺炎和窒息。洗胃的禁忌证与催吐的相同，但昏迷患者可气管插管后洗胃，以防误吸。

（3）吸附：洗胃后从胃管灌入药用活性炭 50～100g 的悬浮液 1～2 次。

（4）导泻用以清除肠道内尚未吸收的毒物。灌入吸附剂后，再注入泻药如 50%硫酸镁 50mL、20%甘露醇 50～100mL。肾功能不全者和昏迷患者不宜使用硫酸镁，以免抑制中枢神经系统。一般不用油类泻药，以免促进脂溶性毒物吸收。近年来提出的有效的导泻剂是山梨醇 1～2g/kg。

（5）洗肠：经导泻处理如无下泻，可用盐水、温水高位灌肠数次。灌肠适用于毒物已摄入 6 小时以上，而导泻尚未发生作用者，对抑制肠蠕动的毒物（如巴比妥类、阿托品类和阿片类等）和重金属所致中毒等尤其适用，而腐蚀剂中毒时禁用。一般用

1%温肥皂水 500～1000mL 做高位连续灌洗，若加入活性炭会促使毒物吸附后排出。

（二）排除已吸收进入血液的毒物

1.加强利尿

大量输液加利尿剂，清除大部分分布于细胞外液、与蛋白质结合少，主要经肾由尿排除的毒物或代谢产物。利尿剂与控制尿 pH 相结合可增加毒物的离子化，减少肾小管的再吸收，加速毒物排出。碱性利尿剂（5%碳酸氢钠静脉滴注使尿 pH 达到 7.5～9.0）对下列毒物排泄效果好：苯巴比妥、阿司匹林、磺胺。酸性利尿剂（维生素 C 静脉滴注使尿 pH 达到 4.5～6.0）对苯丙胺类、奎宁、奎尼丁有效。

加强利尿时应注意水、电解质、酸碱平衡，禁忌证为心肾功能不全、低钾等。

2.血液置换

放出中毒者含有毒物的血液，输入健康供血者的血液作置换以排除已吸收的毒物。特别适用于溶血性毒物（如砷化氢）、形成高铁血红蛋白的毒物（如苯胺）及水杨酸类中毒。因大量输血易产生输血反应及其他并发症，目前此法已少用，但在无特效抗毒药及其他有效排除血中毒物方法的情况下，仍可采用。

3.血液透析

血液透析适用于分子量在 350 道尔顿以下、水溶性、不与蛋白质结合、在体内分布比较均匀的毒物中毒，毒物可经透析液排出体外。急性中毒血液透析的适应证：摄入大量可透析的毒物；血药浓度高已达致死量；临床症状重，一般治疗无效；有肝、肾功能损害；已发生严重并发症。

血液透析可清除的毒物如：巴比妥类、副醛、水合氯醛、苯海拉明、苯妥英钠、苯丙胺类、酒精、甲醇、异丙醇、乙二醇、柳酸盐、非那西丁、各种抗生素、卤素化合物、硫氰酸盐、氯酸钠（钾）、重铬酸钾、地高辛、氨甲蝶呤、奎宁等。

4.血液灌流

血液灌流适用于分子量大、非水溶性、与蛋白质结合的毒物，比血液透析效果好。适应证与血液透析同。

适用于血液灌流清除的药物如：短效巴比妥类、甲喹酮、格鲁米特、安定类、甲丙氨酯、吩噻嗪类、阿米替林、去郁敏、丙咪嗪、地高辛、普鲁卡因胺、毒草毒素、有机氯农药、百草枯、有机磷农药等。

5.血浆置换

理论上对存在血浆中的任何毒物均可清除，但实际应用于与血浆蛋白结合牢固，不能以血液透析或血液灌流清除的毒物中毒。用血液分离机可以在短时间内连续从患者体内除去含有毒物的血浆，输入等量的置换液，方法简便安全。

（三）对症支持疗法

急性中毒不论有无特效解毒药物，应及时给予一般内科对症支持治疗，如给氧、输液、维持电解质酸碱平衡、抗感染、抗休克等。

三、急性中毒的预防

除自杀或他杀性蓄意中毒较难预防外，一般中毒都可通过各种预防措施而收到良好的效果。

（一）加强防毒宣传

为防止中毒发生，应针对各种中毒的不同特点做好宣传教育，如冬天农村或部分城镇居民多用煤炉取暖，应宣传如何预防一氧化碳中毒等。

（二）加强环境保护及药品和毒物管理

（1）加强环境保护措施，预防大气和水资源污染，改善生产环境条件，做到有毒车间的化学毒物不发生跑、冒、滴、漏，并进行卫生监督，以预防职业中毒和地方病的发生。

（2）加强药物的管理：医院和家庭用药一定要严格管理，特别是麻醉药品、精神病药品及其他毒物药品，以免误服（特别是小儿）或过量使用中毒。

（3）加强毒物管理：对所有毒物，不管是储存、运输或使用等过程均应严格按规定管理，以确保安全。

（三）预防日常生活中毒

除常见的药物中毒外，主要是预防食用有毒或变质的动植物如各种毒蕈或河豚中毒等。

四、急性中毒的护理

（一）护理目标

（1）挽救患者生命。

（2）终止毒物的继续接触和吸收。

（3）减轻身体、心理痛苦。

（4）健康教育，避免再发生。

（二）护理措施

1.接诊及护理

（1）护士要按事先分工有序地开始接诊和施救。首先判断意识、触摸大动脉搏动，对生命功能做出初步评估。如果判断为心脏、呼吸停止，应呼叫医师并立即开始心肺复苏。除上述情况之外，需要测量血压、呼吸、体温，进一步评估。如发现有生命征不稳定，则首先开放和保护气道，建立静脉通道，维持血压，纠正心律失常，在生命体征稳定后方能执行其他治疗措施。

（2）接诊昏迷或意识状态改变的患者，一定要将中毒作为可能原因之一，向护送其入院的亲属、同事、医师等询问情况。常见的情况如找不到原因的昏迷人员、从火场救出的伤者、不明原因的代谢性酸中毒者，年轻人发生不明原因可能危及生命的心律失常、小儿发生无法解释的疲倦及意识不清，不明原因的急性多发性器官受损症状、群体出现类似的症状体征等都应考虑到中毒的可能性。怀疑中毒存在时，应注意询问毒物接触史、既往史、用药史、生活习惯、生活和工作环境、性格变化等。多数情况能确定中毒原因、背景、时间和初始症状。

（3）护士应时刻保持敏锐的观察力和应变能力，如果预感到有突发特大公共卫生事件发生时，应迅速报告行政部门和护理部门，迅速启动紧急预案，启动以急诊科为中心的护理救治网络。对大规模患者快速分类，将患者分为重、中、轻、死亡 4 类并标识。在分类的同时，迅速简洁地分流患者。重症患者原则上在急诊科就地抢救；中度患者在进行一些必要的处理后转运至病房继续治疗；轻度患者在救治人员不足的情况下可暂缓处理或直接在门诊及病房观察。批量患者救治的应急状态工作要流程化，如准备床单位、准备抢救设施、输液等批量工作分别由3名（组）护士执行，可节约时间。建简易病历，固定在床尾，随做随记，便于医师、护士查阅，同时保证患者个人资料的完整性。

2.清除毒物

（1）皮肤、黏膜和眼内污染毒物时或者呕吐物沾染患者皮肤时，护士要迅速除去患者衣物，用大量流水或生理盐水冲洗。

（2）指导和帮助患者催吐。机械催吐法，先让患者一次性饮入大杯清水（约500mL），再用手指或汤匙等餐具刺激咽后壁，引起呕吐，排出毒物，反复进行直到吐出物为清水为止，此过程由护士予以协助，防止患者呛咳、虚脱或病情变化。催吐禁用于昏迷、惊厥、主动脉瘤、食管静脉曲张、近期发生过心肌梗死的患者及孕妇、服汽油煤油及腐蚀性毒物者。

（3）胃肠排空后的患者才可给服活性炭吸附毒性物质，若4~6个小时后大便中没有出现活性炭，可再给予半量。但观察到患者有肠胀气、肠阻塞为禁忌。服用泻剂时注意观察患者大便次数、量、性状。

3.密切观察病情

持续监测心电、血压、呼吸等生命体征，注意瞳孔、意识的变化，通过疼痛刺激、呼唤姓名、对话等方法判断意识状态。发现任何异常变化均应及时报告医师处理。

护士应该熟悉常见毒物中毒的特殊症候群。例如，有机磷中毒的特征性表现是呼吸有大蒜味、流涎、多汗、肌颤、瞳孔缩小、肺水肿；急性酒精中毒表现为颜面潮红或苍白，呼气带酒味，情绪激动、兴奋多语，自控力丧失，有时粗鲁无礼。重度中毒表现为躁动不安、昏睡或昏迷、呼吸浅慢；甲醇中毒出现视力模糊，呼吸深大；洋地黄、奎宁类、毒蕈等中毒时会心动过缓；巴比妥、安定类药物、严重CO中毒时会肌力减弱；巴比妥、阿片类、氰化物中毒时会呼吸骤停或屏气。各种刺激性毒物，如有机磷、强酸强碱经口服者或毒蕈、食物中毒时会出现剧烈腹痛、腹泻伴恶心呕吐；有机磷、吗啡类、毒蕈、巴比妥类中毒会出现瞳孔缩小；阿托品、酒精、莨菪碱类、麻黄碱类中毒会出现瞳孔散大；亚硝酸盐类、氰化物、苯胺、麻醉药等中毒会出现皮肤黏膜发绀，而一氧化碳中毒时呈樱桃红色；亚硝酸盐中毒时氧疗下仍显著发绀；蛇毒、阿司匹林、肝素等中毒时会出血等。

4.保持呼吸道通畅

有效给氧对昏迷或意识障碍者应立即使其平卧，头后仰、偏向一侧，及时清除口、鼻腔分泌物和呕吐物，防止误吸导致窒息，保持呼吸道畅通。观察患者面色、口唇、指（趾）甲有无发绀，监测血氧饱和度来判断缺氧情况和了解是否改善。在气道通畅的基础上，根据病情采取鼻导管、面罩等不同方法吸氧，重症患者行气管插管、气管切开术后机械通气给氧，做好相应的护理。

5.留置标本

在治疗和处置开始前留取血、尿、呕吐物、衣物等标本，注明标本收集时间，由医师、护士双签名封存，以备毒物鉴定时使用和作为法律依据。

6.给药

迅速建立2～3条静脉通道，选择正中等粗大静脉，大号留置针输液，固定良好，防止因患者烦躁脱落。根据患者血压、心率、中心静脉压、尿量等综合情况调整输液速度，根据治疗需要的急缓，合理安排用药顺序。

7.留置导尿

观察尿量、颜色、性质，准确记录出入量。尿量是反映组织灌注和有效循环血流量的指标，是临床治疗的重要依据。

8.安全防范

对意识不清、兴奋、躁动者需做好安全防护，经常巡视、防止意外发生。使用床栏，必要时约束肢体，以防坠床。按时翻身，防止压疮。

9.心理护理和健康指导

在急性中毒中，自杀性中毒占首位，这类患者多有巨大的心理问题，诱因可能是负性生活事件、精神抑郁、对未来失去信心等，了解自杀原因和患者心理，是心理护理的关键。自杀性中毒者常有情绪性自我贬低，存在悔恨、羞耻情绪，心理脆弱，缺乏自我调节和控制能力，不愿交流也不愿亲友探视，有时不配合抢救，甚至再次自杀。护士要加强与患者及其家庭的沟通，鼓励患者找到倾诉对象，通过沟通减轻自杀者心理冲突所致的负性情绪，引导其正确地对待失败和各种心理压力，树立宽容、积极的人生观。要尊重自杀者的人格、感情、志向，不伤害其自尊，消除其自杀未遂的羞耻感，能理智地面对现实，接受治疗。对有强烈自杀倾向的患者，必须设专人陪护，密切观察，与其家人沟通配合，防范再发生类似事件，以度过危机期。

10.其他

食入不洁食物、含过量亚硝酸盐食物、未煮熟的四季豆、误食毒蕈等食物中毒常为群体发病，应就有关常识指导患者。农药中毒病死率高，要宣传农药安全使用和保管方法，降低危害。对酗酒和滥用药物者进行劝诫，说明危害。

第七章 老年常见疾病病人的护理

老年病是指老年期患病率明显增高或老年人特有的疾病。据研究，我国老年人前四位常见疾病依次是：高血压、冠心病、脑血管病和恶性肿瘤。此外，因老化导致慢性退行性疾病也较常见。与成年人相比，老年人患病率高、种类多、病情复杂，如未能早期诊断、治疗及护理，容易发生并发症，失去生活能力，影响生活质量和健康期望寿命。

因此，应密切关注老年人的身体及心理的变化，及时发现问题，及时处理。

第一节 老年人的患病与护理特点

随着年龄的增长，各种疾病发生率逐渐增加，严重影响着老年人的生活。生病后如何及时就诊并获得及时救治和护理、如何安全用药，都与疾病能否被尽早治愈和康复有着密切的关系。

一、老年人的患病特点

1.病史采集困难且参考价值小

由于视力、听力下降，记忆力减退，语言表达能力降低，思维迟缓，因而病史采集较困难；老年人对疾病的敏感性降低，不能准确表述疾病的状况，病史的参考价值较小，故应反复确认，以免影响疾病的诊断治疗及预后。

2.起病隐匿、症状体征不典型

因老年人感受性降低，往往疾病已经较为严重，却无明显的自觉症状，或临床表现不典型，临床无法依据症状判断是何种疾病及其严重程度，易造成漏诊和误诊。有些老年疾病表现为非特异性症状，如老年人发生心肌梗死时常无疼痛感，仅出现低热、食欲减退等表现。甲状腺功能亢进症病人可能以低热、腹泻或者阵发性房颤的症状出现。肿瘤病人可因症状及体征不典型而延误诊断，错过最佳治疗时机。

3.多种疾病同时存在

因全身各系统存在不同程度的老化，防御功能和代偿功能降低，容易同时患有多种疾病，约有70%的老年人同时患有两种或两种以上疾病；由于多个系统之间相互影响，各种症状的出现及损伤的累积效应也随着年龄的增大而逐渐增加，使病情错综复杂。

4.病程长、恢复慢，并发症多

由于免疫力低下，抗病与组织修复能力差，导致患者病程长、恢复慢。由于各器官功能代偿能力降低，且长期卧床，因而容易出现组织器官挛缩、压疮、骨质疏松等多种并发症。

5.病情变化迅速，预后不良

老年病进展缓慢，病程长，疾病反复发作，对身体各器官损害加重、致残率高，当疾病发展到一定阶段，受到各种诱因激化，病情易恶化。

6.伴发各种心理反应

老年人患病后，在发病的不同时期会出现各种心理问题，发病初期病人往往以焦虑为主要表现，当病情有波动时病人主要表现为恐惧，如果疾病长期未愈则病人又会表现出抑郁、绝望等心理反应，这些反应严重影响疾病的康复。因此，对老年人心理、精神问题要给予重视。

7.易引起药物的不良反应

由于老化使机体的肝肾功能减退，药物在体内代谢和排泄速度迟缓，老年人对药物的敏感性和耐受性差，故老年人用药常会引起药物的不良反应。例如对镇静剂、强心药、利尿药等，一般成人常规剂量即可引起不良反应。因此，老年人用药宜慎重，不宜超量使用药物。

在对老年病人评估时应尽量考虑到上述特点，并注意个体差异，将问诊、体格检查、实验室检查以及其他辅助性检查与医学知识和临床经验相结合。在老年病的治疗方面应尽可能控制病情进展，减轻痛苦，最大限度地恢复正常功能。老年人记忆力减退、行动不便、无人照顾致使对医嘱的执行能力下降并易发生药物不良反应，因此医护人员应尽量简化治疗方案，减少用药种类和频次，以提高其用药安全性。对需要手术治疗的病人，应做好充分术前准备，尽可能降低手术风险，提高安全性。

二、老年病人的护理特点

由于老年病的表现、诊断、治疗、预后方面的独特特点，护理方面也与成人护理有所区别。除了要做好疾病护理外，还要做好生活护理、心理护理，尤其要保证老年人的安全。

（一）病情评估的全面性

由于生理功能的衰退、感知功能的缺损以及认知功能的改变，接收信息和沟通的能力均会有不同程度的下降。因此，护士对老年病人进行评估时，要注意正确应用沟通技巧，通过观察、询问、体格检查、量表筛查、辅助检查等手段，获取全面、客观的资料，准确判断老年人的健康状况和功能状态，为老年疾病的诊断、治疗及护理提供准确、可靠的依据。

（二）疾病护理的特殊性

1.要有责任心

老年人反应不敏感，容易掩盖疾病的症状，病情发展迅速，不善于表达自己的感受，容易延误病情。要求护理人员既要有较高的专科护理技术，更要有强烈的责任心，尽量减轻病人的痛苦，避免并发症。

2.注重整体护理

由于老年人在生理、心理、社会适应等方面与其他人群有不同之处，尤其是老年病人往往有多种疾病共存，疾病之间彼此交错和影响，因此护理人员必须树立整体护理的理念，研究多种因素对老年人健康的影响，提供多层次、全方位的护理。

3.增强老年人的自我照顾能力

针对老年人的功能衰退与生活需求，要以健康指导为干预手段，指导老年人不断增强自护能力，以维持其生活自理，增强信心，保持自尊。

（三）心理护理的必要性

老年人患病后常伴有各种心理变化，常感到孤独无助、焦虑紧张，康复求生欲强，希望得到及时诊断、良好的治疗和护理。针对老年病人的心理特征和疾病特点实施心理护理非常重要。在护理工作中，要善于通过观察、倾听了解老年病人的心理需要，对病人提出的问题要耐心解释，技术操作时动作要轻柔，尽量减少疼痛和紧张情绪。在生活上给予充分照顾，让病人感受到温暖，保持愉悦的心境。

（四）安全护理的普遍性

在临床护理中，做到预见性护理，对保证病人安全、减少并发症是非常重要的。如高血压和糖尿病是心脑血管疾病的重要原因，控制高血压及糖尿病是预防脑血管疾病的重要措施。护士要对每位病人做到心中有数，提高警觉性和责任感，做到预见性护理，严密观察，为医生提供准确可靠的疾病信息。

（五）安全用药的重要性

因老年病人器官衰退，解毒和代谢功能降低，故对药物治疗反应各异，易出现不良反应。因此，在为病人拟订治疗方案时，护士应熟悉药理知识，依据病情提出用药建议，按所用药物的作用机制、用法、不良反应、禁忌证及注意事项等设计科学用药护理程序，确保老年人用药安全。

第二节　老年认知与感知相关疾病病人的护理

一、老年性白内障病人的护理

老年性白内障是指中年以后晶状体蛋白变性混浊而引起的视觉功能障碍。其主要表现为无痛性、进行性视力减退。随着年龄的增长，发病率逐渐增加，据统计，全球白内障盲人约 1700 万人，白内障致盲居各种眼病的首位。我国现有白内障盲人约 400 万人，其中大部分都是老年人。老年性白内障病因复杂，是由多种因素长期综合作用导致的晶状体退行性改变。研究表明，遗传、年龄、紫外线照射、维生素和微量元素缺乏等均是老年性白内障的危险因素。在发病初期和未成熟期，注意营养素的摄入，遵医嘱用药，以延缓病情发展。中后期最有效的治疗方法是手术治疗，分为晶状体摘除和人工晶状体植入。

老年性白内障根据晶状体混浊的部位不同，分为皮质型、核型、囊下型三类。临床上以皮质型和核型多见。

（一）护理评估

1.健康史

询问老年人视力障碍出现的时间、程度、发展的速度，对生活的影响及治疗情况等；询问老年人有无家族遗传史，有无心脑血管病及糖尿病病史；询问老年人的工作性质、生活习惯、饮食状况及健康状况，是否有烟酒嗜好，平时是否注意用眼卫生等。

2.身体状况

（1）渐进性无痛性双侧视力减退：早期可出现眼前有固定不动的黑点，单眼复视或多视、物像变形、昼盲或夜盲等。最后仅能见眼前光感和手动，直至失明。两眼可先后发病。

（2）视力障碍：与晶状体混浊部位有关，中央部位的混浊对视力影响较大。

（3）眼球胀痛、视力下降：皮质性白内障出现眼球胀痛，视力下降，须控制眼压。

3.心理-社会状况

了解老年人是否因视力障碍影响饮食起居和社会交往；是否因严重影响日常生活能力而产生焦虑、悲观情绪；有无担心失明出现的恐惧等。家人是否给予关心和爱护，是否给予适当的生活照顾。

4.辅助检查

散瞳后使用检眼镜或裂隙灯显微镜检查，可发现晶状体混浊。角膜曲率及眼轴长度检查，可计算手术植入人工晶体的度数。

（二）常见护理诊断/问题

（1）感知觉紊乱，视力下降：与晶状体浑浊有关。

（2）有受伤的危险：与视力障碍有关。

（3）知识缺乏：缺乏有关白内障防治和自我保健的相关知识。

（4）焦虑：与视力障碍、担心失明及手术有关。

（5）潜在并发症：继发性青光眼、晶状体脱位。

（三）护理措施

1.一般护理

（1）环境：提供安全、舒适的生活环境。因老年人视力减退，色彩分辨力弱，室内装修应避免色彩反差过大。

（2）生活护理：生活要有规律，保持精神愉快，避免过度疲劳和用眼过度。常用的物品位置固定，放在易于拿取的地方。

（3）饮食护理：饮食宜清淡、富含纤维素，多吃蔬菜和水果，多摄入富含脂溶性维生素及含硒、锌的食品，忌辛辣。

2.病情观察

对白内障病人，要注意监测病人的视力、视野、瞳孔、眼压的变化，并做好记录。如出现头痛、眼痛、恶心等症状，应及时报告医生。注意观察药物疗效及副作用。

3.对症护理

（1）对于有眩光的老年人，建议其照明用柔和的白炽灯或戴黄色或茶色眼镜以减少眩光，当室外强光照射进户时，可用纱帘遮挡，外出时戴好防护眼镜。

（2）做好安全教育，物品固定摆放，活动空间宽敞无障碍。卫生间设计合理，照明要好，开关要安置于易于触碰处，下水道要通畅。在老年人活动空间内安置扶手。住院病人的床头要悬挂"防跌倒"标识，加强巡视。

（3）老年人如出现头痛、眼痛、视力下降等症状，应立即就医，预防急性青光眼。

慎用散瞳剂如阿托品，尤其在膨胀期，易诱发急性闭角型青光眼。

（4）需要手术的病人，术前做好心理疏导，协助病人进行各项检查，并说明检查目的、意义；术后嘱病人卧床休息，术眼用硬质眼罩保护，防止外力碰撞，严密观察有无并发症如眼部感染等，出现并发症应告知医生并及时处理。

4.用药护理

早期根据医嘱使用谷胱甘肽滴眼液，口服维生素。中晚期病人要遵医嘱进行手术治疗。

5.心理护理

加强与病人的沟通，给病人及家属讲解疾病的知识，减轻对预后的恐惧感，使病人树立信心，积极配合治疗。

6.健康指导

（1）预防老年性白内障：①保持眼部卫生，勤洗手，勿用力揉眼，毛巾要清洁柔软。②饮食清淡，易消化，多食含维生素丰富的食物。③预防和治疗全身性疾病。④正确使用滴眼液。

（2）佩戴眼镜：遵医嘱佩戴合适的眼镜。

（3）定期接受眼科检查：以确定视力下降的程度，明确视力减退对老年人的影响，帮助老年人制订生活计划。

二、老年性耳聋病人的护理

老年性耳聋是指随年龄的增长，听觉器官不可逆性的衰老退变，为双耳对称性、缓慢听力下降。多属感音性耳聋，表现为高音频听觉困难和语言分辨能力差，可伴有耳鸣。耳聋可影响老年人与他人的正常沟通和交流，对文化程度低的老年人更是妨碍了外界信息的接收，因此做好老年性耳聋的预防和护理显得尤为重要。

老年性耳聋是由多种因素共同作用而引起的。遗传、环境、饮食、精神因素等与老年性耳聋关系密切。心脑血管疾病、糖尿病等也是加速老年性耳聋的因素。老年性耳聋目前尚无有效的治疗方法，可通过改善内耳微环境、益气升阳中药等缓解症状，也可通过佩戴合适的助听器提高生活质量。

（一）护理评估

1.健康史

询问老年人近期是否有听力下降，如倾向于大声说话或希望别人大声说话，经常要求重复谈话内容等现象；了解有无耳鸣、眩晕等不适；询问生活习惯、饮食状况及健康状况；是否有脂代谢异常、动脉硬化、糖尿病等病史；有无居住环境嘈杂、严重精神压力等。是否用过耳毒性的药物等。

2.身体状况

不明原因的双侧对称性听力下降，以高频听力下降为主。听力方向感与语言辨别能力显著下降，许多老年人常出现"打岔"现象。低声说话听不见，大声说话又感觉嘈杂、刺耳难受，即"重听现象"。常伴有耳鸣，开始为间歇性，逐渐发展呈持续性，夜深人静时更明显，常影响老年人的睡眠。

3.心理-社会状况

由于听力减退，影响老年人交流，导致其抑郁少言，产生隔绝感和孤独感，损害老年人的身心健康。

4.辅助检查

检耳镜检查耳道有无充血、分泌物、耵聍栓塞及鼓膜形状；纯音听力检查双耳高频听力损失情况，测得的数值可为佩戴助听器提供参考。

（二）常见护理诊断/问题

（1）感知觉紊乱，听力下降：与耳部退行性病变及血液供应减少有关。

（2）沟通障碍：与听力下降有关。

（3）知识缺乏：缺乏有关耳聋的防护知识。

（4）焦虑：与听力障碍、担心耳聋有关。

（三）护理措施

1.一般护理

生活环境要安静、安全，避免噪声干扰。合理膳食，建议低糖、低盐、低脂肪、高纤维素饮食，及时补充锌元素。注意劳逸结合，保持健康的生活方式。

2.病情观察

观察病人听力下降的程度，老年人与外界沟通和联系是否存在障碍及难度。

3.对症护理

与老年人交谈时，说话速度要慢，发音要清楚，必要时，可采用手势、表情等方式。

4.用药护理

遵医嘱使用改善内耳微循环的药物，观察药物疗效及副作应。补充维生素类药物及微量元素等。

5.心理护理

了解老年人的心理状态，进行适时的心理护理。尊重、关心老年人，加强护患沟通交流，避免老年人因耳聋产生孤独和自卑的心理。

6.健康指导

（1）老年性耳聋的预防：因内耳微循环功能较差，对噪声和耳毒性药物等有害因素损害的敏感性增高，应避免噪声环境及耳毒性药物的影响；积极预防和治疗全身性疾病如高血压、糖尿病等；教会老年人用手掌按压耳朵和用示指按压环揉耳屏；避免过度劳累，保持心情舒畅。

（2）助听器的使用：教会老年人正确使用助听器、指导其保养助听器，延长助听器的使用寿命。

三、老年急性脑血管病患者的护理

脑血管疾病是指脑血管病变导致脑功能障碍的临床综合征。CVD 是神经系统的常见病和多发病，多发于老年期，具有发病率高、致残率高、复发率高、死亡率高的特点，是老年人常见疾病致死原因之一。

依据病理性质，CVD 分为缺血性脑血管病和出血性脑血管病两大类。前者包括短暂性脑缺血发作（TIA）脑血栓形成、脑栓塞，后者包括脑出血和蛛网膜下腔出血。本节主要讲述脑出血、脑栓塞和脑血栓的形成。

（一）脑出血

脑出血指原发性非外伤性脑实质内的出血，在急性脑血管病中病死率最高，且随年龄增长而增高，急性期病死率达30%～40%，相当一部分病人留有偏瘫、失语、智力障碍等后遗症，严重威胁老年人的健康和生命。

高血压及高血压合并脑动脉硬化是脑出血的最常见病因。由于长期高血压导致小动脉硬化，在脑动脉的分叉或转弯处形成微动脉瘤，在遇到某些诱因如寒冷、情绪激动、过度劳累后，血压骤然升高，导致微动脉瘤破裂出血。因出血部位和出血量的不同而表现出不同的临床症状，老年人脑叶出血较多见，特别是淀粉样变性或抗凝治疗引起的脑出血多位于脑叶，以顶叶最多。老年人有不同程度的脑组织萎缩，脑神经细胞代偿能力差，发生脑出血时临床症状重，意识障碍重且不易恢复。另外，老年人心、肺、肾等脏器功能减退，一旦发生脑出血，最易出现并发症，使病情复杂化，造成多器官衰竭，增加病死率。

急性期应加强病情观察，调整血压，消除脑水肿，维持生命功能，防止出现并发症。有手术适应证者宜在超早期（发病后6小时内）进行手术，可挽救重症病人的生命，促进神经功能恢复。恢复期应加强功能锻炼，促进脑功能恢复，提高生存质量。

（二）脑栓塞

脑栓塞是指脑动脉被进入血液循环的栓子堵塞所引起的急性脑血管疾病，占脑梗死的15%。老年人脑栓塞多由冠心病及大动脉病变引起，多在动态下发病并迅速达高峰。临床表现取决于栓子堵塞的动脉部位，意识障碍和癫痫发生率高神经系统体征不典型，由于老年人常有多种疾病并存，心、肺、肾等脏器功能较差，易发生多种并发症，如肾衰、心衰、应激性溃疡等。部分老年人可出现无症状性脑梗死，临床诊断主要依靠脑CT和MR。急性期应采取综合治疗，尽可能恢复脑部血液循环，恢复期应尽早进行康复训练。

（三）脑血栓形成

脑血栓形成是指由于脑动脉粥样硬化或其他因素造成管腔狭窄或闭塞，导致相应区域脑组织因急性供血不足或血流中断而发生缺血、缺氧或坏死，临床出现相应的神经系统症状和体征，在急性脑血管病中最常见。本病好发于60岁以上的老年人，男性多于女性。

脑动脉粥样硬化是老年人脑血栓形成的最常见的病因，动脉粥样硬化或动脉炎等引起血管内皮损伤，血液成分和血流动力学改变导致血流缓慢、血液黏滞度增加，使局部血小板及纤维素等黏附、聚集形成血栓，阻塞血管，相应区域脑组织因急性供血不足或血流中断而发生缺血、缺氧或软化坏死。急性期需卧床休息，加强病情监测，调整血压，降低颅内压。掌握溶栓治疗的适应证，采取超早期溶栓治疗，防止继发性脑出血。恢复期需控制危险因素，尽早开始康复治疗。

（四）护理评估

1.健康史

询问起病时间、方式及有无明显诱因如情绪激动、疲劳等；有无前驱症状如头痛、头晕、语言障碍、肢体麻木无力等；发病时有无剧烈头痛、呕吐，有无意识障碍及持续时间；询问急救及用药情况；了解病人有无高血压、冠心病、动脉硬化、高脂血症及短暂性脑缺血发作病史；是否遵医嘱使用抗凝、降压等药物；了解病人的生活习惯、饮食结构、烟酒嗜好等。

2.身体状况

（1）脑出血：①老年人一般无前驱症状，少数有头晕、头痛及肢体无力等。②常在体力活动或情绪激动时发病，起病突然，病情进展迅速。因出血部位和出血量的不同而表现出不同的临床症状，如剧烈头痛、呕吐及意识障碍等。老年人由于脑萎缩，脑室容量相对增大，因此颅压增高症状如头痛、呕吐可不明显，但意识障碍程度重，持续时间长。肢体瘫痪、失语等神经功能缺失表现严重，且不易恢复。③神经系统局灶性损伤表现依出血部位而定。基底节出血表现为"三偏征"，即偏瘫、偏盲、偏身感觉障碍，优势半球出血可有失语。脑叶出血表现为头痛、呕吐、失语、视野异常、癫痫发作及脑膜刺激征等，顶叶出血还可有偏身感觉障碍、空间构象障碍。④老年人多脏器功能减退，故脑出血发生后并发症较多且严重，病情复杂，死亡率高。可并发应激性溃疡、吸入性肺炎、肺栓塞、肺水肿及各种感染等。

（2）脑栓塞：①老年脑栓塞发作急骤，多在活动中发病，无前驱症状。②临床表现取决于栓子堵塞的动脉部位，意识障碍和癫痫发生率高，神经系统体征不典型，如栓塞的动脉较大或发生在椎基底动脉者可很快出现脑水肿继而昏迷危及生命。③无症状性脑梗死多见。④并发症多且严重。

（3）脑血栓形成：①多见于有动脉粥样硬化的老年人，发病前有 TIA 发作史。②常在安静休息或睡眠状态下发病。大多数病人意识清楚或仅有轻度意识障碍，但老年人意识障碍较多见且较重。③有局灶性神经系统损伤的表现，并在数小时或 2～3 天内达高峰。因血栓发生部位、程度不同而病人表现各异，可表现为偏瘫、感觉障碍、语言障碍等。

3.心理-社会状况

评估老年人有无因突发疾病引起的焦虑、恐惧、无助；评估老年人及家属对疾病的了解程度，了解家属对疾病治疗的支持情况。

4.辅助检查

通过影像学检查可了解急性脑血管疾病的类型、程度、范围，同时为手术治疗提供参考。CT 对早期脑出血诊断明确，MR 弥散加权成像以及波谱分析可以发现早期的脑梗死。脑出血破入脑室时脑脊液压力增高，出现血性脑脊液。

（五）常见护理诊断/问题

（1）意识障碍：与脑出血、脑水肿有关。

（2）躯体移动障碍：与肢体瘫痪或平衡能力降低有关。

（3）语言沟通障碍：与语言中枢受损有关。

（4）焦虑：与生活自理缺陷和担心预后有关。

（5）生活自理缺陷：与偏瘫或长期卧床体力不支有关。

（6）潜在并发症：脑疝、呼吸道感染、消化道出血等。

（六）护理措施

1.紧急救护措施

①监测和维持生命体征，必要时吸氧、建立静脉通道及心电监护。②保持呼吸道通畅，必要时吸痰、清除口腔呕吐物或分泌物。③昏迷病人应侧卧位。转运途中注意车速平稳，保护病人头部免受振动。

2.一般护理

（1）卧位与安全：安置病人于合适的体位，保持呼吸道通畅。脑出血病人头部可略抬高，以利于减轻脑水肿。如有躁动、谵妄时应加装保护性床挡，必要时使用约束带适当约束。脑血栓形成病人宜取平卧位。

（2）休息与活动：保持环境安静，避免声、光刺激，限制亲友探视。病情平稳后，鼓励病人做渐进性活动，如协助病人翻身、坐起、站立、行走等，以逐步恢复体能。

（3）饮食护理：急性脑出血病人发病24小时内应禁食，24小时后根据病情给予高蛋白、高维生素、清淡易消化食物，吞咽困难者给予流食或半流食，必要时给予鼻饲，同时做好口腔护理。每次鼻饲前要抽吸胃液，如病人有呃逆、腹部饱胀、咖啡色胃液或黑便时应立即通知医生紧急处理。

3.病情观察

①密切观察病人的意识状态，连续监测生命体征，如病人意识障碍加重，出现剧烈头痛、呕吐、躁动不安，呼吸不规则，血压升高、瞳孔大小不等提示有脑疝可能，及时通知医生并配合抢救。②加强心电监测，注意有无心律失常。③观察有无肢体障碍，配合医生进行必要的护理。尽早进行康复训练防止失用性萎缩。

4.对症护理

（1）脑水肿的护理：脑出血急性期如有脑水肿应置冰袋于头部，控制中枢性高热或降低体温，减少组织代谢，缓解脑水肿。脑血栓病人则严禁头部冷敷。

（2）皮肤护理：应每 2 小时翻身 1 次或变换体位，以免局部皮肤长期受压，翻身后保持肢体功能位。

（3）昏迷病人的护理：昏迷病人应做好口腔护理，及时清除呼吸道分泌物，以防误吸。准备好气管切开或气管插管包，必要时配合医生进行气管切开或气管插管。

（4）排便失禁的护理：大便失禁病人应及时清除排泄物，涂以保护性润滑油。尿失禁时及时给予留置尿管，加强留置导尿的护理，减少泌尿系统感染。

（5）脑缺氧的护理：遵医嘱吸氧，防止脑缺氧。

5.用药护理

遵医嘱用药并观察用药后反应。使用溶栓、抗凝药时注意有无出血倾向；使用甘露醇降颅压时，应选择较粗血管，以保证药物的快速输入，要注意病人的心肾功能。

6.心理护理

由于对预后的无法预知，肢体功能及语言功能障碍造成自理能力下降，治疗效果不佳等因素给老年人增加了精神负担，病人易产生焦虑、恐惧、绝望等心理问题。护士应同情、理解老年病人，做好安慰、解释工作，增强其战胜疾病的信心，同时做好家属的心理疏导。

7.健康指导

（1）康复指导：脑血管疾病后功能的恢复是一个长期的过程，采取以功能训练为主的各种综合措施，预防残疾的发生和减轻残疾的影响，使病人的功能不断恢复和提高。急性期生命体征平稳可进行被动运动，主要目的是预防各种并发症，如肢体挛缩、深静脉血栓形成、压疮、呼吸道感染等。恢复期应做好运动及语言功能的训练，以恢复其自理能力，增强信心。

（2）指导病人自我护理：告知脑血管疾病的康复知识与自我护理方法，控制危险因素，积极防治高血压、糖尿病等。建立健康的生活方式，合理膳食，保持大便通畅、适量运动、睡眠充足。避免过度劳累，保持情绪稳定。遵医嘱合理用药，积极控制血压，一旦出现头痛、呕吐、意识障碍、步态不稳、肢体麻木无力等应及时就诊。

四、帕金森病患者的护理

帕金森病又称为震颤麻痹，属于神经系统变性疾病。主要是中脑的黑质和纹状体变性引起神经递质间平衡受到破坏，即多巴胺减少，肾上腺素和去甲肾上腺素减少，引发乙酰胆碱作用增强而产生的一系列临床症状。主要表现为震颤、肌肉强直、运动缓慢并减少、姿势步态异常。

本病的病因不明，发病机制复杂，可能与脑神经核老化、长期接触工农业毒素如杀虫剂、除草剂等有关，约有 10%帕金森病病人有家族史。目前，PD 无法治愈，应用理疗、医疗体育治疗、康复训练等手段可改善症状，维持日常生活能力。也可应用药物和（或）手术治疗，一般应尽量推迟药物治疗和手术治疗时间。

（一）护理评估

1.健康史

了解病人年龄、起病方式、病程；询问病人的职业、工作、生活环境；了解病人既往有无脑动脉粥样硬化、脑炎、外伤史；询问药物使用情况，有无家族史。

2.身体状况

（1）震颤：早期呈静止性震颤，安静或休息时明显，紧张或情绪激动时加重，多从一侧上肢手指开始，手部震颤类似"搓丸样"。逐渐扩展到同侧及对侧上下肢，严重时头部也可出现震颤。

（2）肌强直：从一侧开始发展至对侧和全身。表现为屈肌和伸肌张力增高，呈现"铅管样强直"，如合并震颤，可表现为"齿轮样强直"。面肌运动减少，眨眼少，表情动作减少，面容呆板呈现"面具脸"。

（3）运动减少和运动迟缓：表现为动作缓慢，始动困难，随意运动减少。各种精细动作（如解衣扣、系鞋带等）障碍。

（4）姿势步态异常：身体前倾，肘髋关节屈曲。起步困难，步行慢，步子越走越小，前冲，不易停下，称为"慌张步态"。

（5）其他表现：多汗、便秘、尿频、油脂分泌增多等。

3.心理-社会状况

评估病人对疾病的反应，是否因动作迟缓、行走困难等影响日常生活而产生自卑、忧郁、焦虑心理。了解家属对病人患病的态度、心理支持、照顾程度、照顾方法是否得当及家庭经济状况。

4.辅助检查

脑脊液及尿液中多巴胺及其代谢产物高香草酸（HVA）含量的测定。临床也可采用量表测定进行测查。

（二）常见护理诊断/问题

（1）躯体活动障碍：与震颤、肌强直、步行障碍有关。

（2）自尊低下：与震颤、流涎、面肌强直等身体形象改变，生活依赖他人有关。

（3）营养失调，低于机体需要量：与吞咽困难、饮食减少和肌强直、震颤所致机体消耗量增加有关。

（4）个人应对无效：与丧失功能能力和自理能力有关。

（5）焦虑：与动作迟缓、行走困难等影响日常生活有关。

（6）知识缺乏：缺乏本病相关知识与药物治疗知识。

（三）护理措施

1.一般护理

（1）环境设置：室内光线明亮、温暖、湿润，地面平整、干燥、防滑、宽敞无障碍物，以防病人慌张躲避而跌倒。可在室内制作"帕金森道路"帮助老年人行走。床铺宽大或加装防护栏，以防坠床。

（2）饮食护理：①保证足够的营养供给。②服用多巴胺治疗者，宜限制蛋白质摄入量，因为蛋白质消化过程中会产生大量中性氨基酸，与左旋多巴竞争入脑，降低左旋多巴的疗效。蛋白质摄入量限制在每日 0.8g/kg 以下，全日总量 40～50g，尽量选择优质蛋白如乳、蛋、鱼类等。多吃新鲜蔬菜、水果，多食含酪氨酸的食物如瓜子、杏仁、芝麻等，可促进脑内多巴胺的合成。适当控制脂肪的摄入。

2.病情观察

注意病人震颤的变化，步伐移动情况，生活自理能力的变化等。建议病人或家属坚持写病情治疗与康复记录，以便及时发现病情变化。

3.对症护理

（1）对咀嚼、吞咽功能障碍者，为避免进食过快引起的呛咳、坠积性肺炎，应指导病人进食时宜缓慢，集中注意力。

（2）对于流涎过多的病人，可使用吸管，必要时进行鼻饲流食，保证营养的供给。

（3）对于出汗较多的病人，注意补充水分。

（4）预防并发症：①环境设置合理，预防跌倒及坠床。②做好饮食护理，选择合适的体位，卧床病人餐后及时清洁口腔，预防误吸。③鼓励病人经常变换体位和轻拍背部，促进痰液排出，预防肺部感染。④长期卧床者要经常变换体位，预防压疮。⑤预防便秘。

4.用药护理

应用药物治疗控制症状，从最小剂量开始，品种不宜多，不宜突然停药或随意更换药品。护理人员要详细交代服药的时间、剂量及不良反应，如左旋多巴可引起腹痛、直立性低血压、精神错乱等，要注意观察。药物累加可引发中毒，一旦出现，及时复诊。

5.心理护理

细心观察病人的心理反应，鼓励病人并注意倾听他们的心理感受。护理人员和家属要共同配合，做好知识宣传，让病人了解病情，主动配合治疗和护理。生活上避免不良刺激，尽量满足病人需求。鼓励病人自我护理，增加其独立性及自信心。

6.健康指导

（1）康复指导：康复训练贯穿在疾病的整个治疗过程中，指导病人坚持主动运动和功能锻炼，多做皱眉、鼓腮、露齿和吹哨等动作；加强日常生活动作训练，进食、洗漱、穿脱衣服尽量自理；病情较重者指导其进行姿势及步态训练；卧床者指导其做被动肢体活动和肌肉、关节按摩。

（2）安全指导：病人动作缓慢、笨拙，用餐时应防止呛咳或烫伤。要注意移开环境中的障碍物，路面及厕所地面要防滑，走路时持拐杖助行，外出活动或沐浴时应有人陪护，防止跌倒及受伤。嘱病人避免登高、避免单独使用危险器具和易碎的器皿，防止意外受伤。

（3）定期复查：定期门诊复查，了解病情变化及用药情况，及时调整用药剂量及用药方案。

第三节　老年营养代谢与排泄相关疾病病人的护理

一、老年胃食管反流病病人的护理

胃食管反流病是指过多胃、十二指肠内容物反流入食管引起的疾病，常有胃灼热（烧心）、反酸等症状，并可导致食管炎和咽、喉、气道等食管以外的组织损害。

胃食管反流病是由多种因素造成的消化道动力障碍性疾病，发病与抗反流防御机制减退和酸性反流物对食管黏膜的侵袭作用有关。治疗措施包括改变生活方式和饮食习惯；应用胃肠动力促进剂、制酸剂等；必要时行胃底折叠术。

（一）护理评估

1.健康史

了解是否有导致老年胃食管反流病的病因或诱因，如食用高脂肪食物、巧克力、吸烟、饮酒等；是否有增加腹腔内压力的因素如妊娠、大量腹水、呕吐、负重劳动、便秘等因素；是否有导致胃排空延迟、胃扩张的因素；是否有服用胆囊收缩素等激素的病史。

2.身体状况

GERD 临床表现多样，轻重不一，多数病人呈慢性复发过程。

（1）症状与体征：最常见的症状是胃灼热和反酸。胃灼热常在餐后 1 小时左右出现，尤其在饱餐后。平卧、弯腰俯拾姿势或用力屏气时加重，常于熟睡时扰醒。可出现吞咽疼痛，多在摄入酸性或过烫食物时发生。部分病人有间歇性吞咽困难，少部分病人发生食管狭窄时呈持续性吞咽困难，且进行性加重，进干食时尤为明显。常有胸骨后的烧灼感、疼痛或剧烈刺痛，可向剑突下、肩胛区、颈部、耳部及臂部放射，酷似心绞痛。有的病人表现为咽部不适有堵塞感，但无真正的吞咽困难，称为"癔球症"。可并发慢性咽炎、声带炎、哮喘发作或吸入性肺炎。

（2）并发症。①上消化道出血：因食管黏膜炎症、糜烂或溃疡引起，可伴发轻度缺铁性贫血。②食管狭窄：长期反复发作可导致食管炎，甚至形成食管狭窄。③Barrett食管：在食管黏膜修复过程中，鳞状上皮细胞被柱状上皮细胞取代称为 Barrett 食管，发生消化性溃疡，又称为 Barrett 溃疡，是食管腺癌的主要癌前病变。

3.心理-社会状况

胃食管反流病病人病程长、反复发作容易出现并发症，易使病人产生焦虑、急躁、紧张甚至恐惧等心理变化。

4.辅助检查

常用辅助检查包括内镜与活组织检查、24 小时食管 pH 测定、食管吞钡 X 线检查等。内镜检查是诊断胃食管反流病最准确的方法。

（二）常见护理诊断/问题

（1）慢性疼痛：与胃食管反流病致食管炎有关。

（2）知识缺乏：缺乏胃食管反流病的相关病因及预防保健知识。

（3）潜在并发症：上消化道出血、Barrett 食管等。

（三）护理措施

1.一般护理

抬高床头 15～20cm 可减少胃内容物反流，增强食管的清除力，加快胃的排空；应避免腹腔内压力升高，如减轻肥胖、缓解便秘、避免紧束腰带等。为减轻反流，睡前不宜进食，白天进餐后也不宜立即卧床。避免高脂饮食，应少食多餐。避免烟、酒、浓茶、咖啡、巧克力等的刺激。

2.用药护理

①促胃肠动力药：改善食管蠕动功能，促进胃排空，可减少胃内容物食管反流，常用西沙必利、多潘立酮及甲氧氯普胺（胃复安）等。②H₂受体拮抗药：有较好的抑酸作用，可减少 24 小时胃酸分泌的 50%～70%，常用药物如西咪替丁、雷尼替丁、法莫替丁等，适于睡前服用，疗程 8～12 周。③质子泵抑制剂：此类药物抑酸作用强大，对本病的疗效优于 H₂受体拮抗药或西沙必利，特别适用于症状重、有严重食管炎的病人。常用奥美拉唑、兰索拉唑、泮托拉唑等。以上三类药物可联合应用，必要时延长疗程。

3.健康教育

介绍相关疾病知识，使病人能够有效配合医护人员的诊治过程。提醒病人改变生活方式，避免各种增加腹内压力的因素。指导病人控制饮食，少食多餐，餐后勿立即仰卧，以减少反流；减少咖啡、巧克力、酒及高脂食物的摄入；戒烟，防治便秘等。指导病人正确服用制酸药及胃肠动力药物，注意药物副作用。强调维持治疗的重要性，及时或定时复诊。

二、老年消化性溃疡患者的护理

消化性溃疡（Peptic Ulcer）主要是指发生在胃和十二指肠黏膜的慢性溃疡，因其形成与胃酸和胃蛋白酶的自我消化作用有关，故称为消化性溃疡。消化性溃疡一般分为胃溃疡和十二指肠溃疡，老年人以胃溃疡多见，约占 60%，十二指肠溃疡约占 35%，其余为复合性溃疡。

（一）护理评估

1.健康史

询问老年人此次发病的时间，发作时有无明显诱因，如饮食不当、受凉、精神刺激、劳累等；腹痛的部位、程度、性质、有无规律、与进食的关系、缓解因素等；有无食欲减退、反酸、恶心、呕吐，呕吐物的量和气味。了解首次发病的时间，病程经过。既往发作与本次发作是否相同。有无呕血和黑便史，检查及治疗情况。患者有无暴饮暴食喜食过热或过凉及辛辣等刺激性食物的习惯，有无吸烟、酗酒等不良嗜好。有无长期服用阿司匹林等对消化道有刺激性的药物史，家中有无类似患者。

2.身体评估

观察患者有无痛苦表情、贫血面容，营养状况、生命体征有无变化；有无浅表淋巴结肿大；上腹是否有压痛，部位偏左还是偏右；有无蠕动波，有无腹肌紧张、反跳痛，肝浊音界是否存在；有无包块，肠鸣音是否正常。

3.实验室及其他检查

评估既往做过何种检查，结果如何。此次检查粪便隐血试验是否阳性。胃酸是否增多。X线钡餐检查是否有龛影，部位如何。胃镜检查病灶是否有出血，溃疡的部位、程度、性质等。

4.心理-社会状况

消化性溃疡病程长，常反复发作，易出现并发症，给老年人带来身心上的痛苦，因而患者易产生焦虑、恐惧情绪。评估时应注意了解患者对本病的认识，有无焦虑、恐惧心理。此外，情绪波动和精神刺激也是溃疡复发和加重的常见原因，评估时应予充分注意。如果必须改变生活方式和饮食习惯，评估患者是否有信心建立新的生活方式。家庭成员能否提供有规律生活的条件及满足患者对饮食的要求。

（二）常见护理诊断/问题

（1）慢性疼痛，腹痛：与胃酸对溃疡面的刺激及病变区对刺激敏感、肌肉张力增高或痉挛有关。

（2）营养失调，低于机体需要量：与疼痛导致食物摄入减少及消化吸收不良有关。

（3）焦虑：与病情反复发作有关。

（4）知识缺乏：缺乏本病的有关知识。

（5）潜在并发症：上消化道出血、穿孔、幽门梗阻、癌变。

（三）护理措施

1.一般护理

生活要有规律。合理安排患者的休息与活动，保证充足的睡眠。避免精神过度紧张，保持良好的心态。

2.饮食护理

向患者说明足够营养的重要性，鼓励患者进食。饮食应富营养、易消化。以面食为主，因面食较软、含碱易消化，并能中和胃酸，不习惯面食者可用米粥代替。两餐间可饮用适量牛奶，蛋白质适量。脂肪可延缓胃排空，故应低脂饮食。少量多餐，溃疡活动期每日可进餐4～5次，以后改为正常餐次饮食。定时进餐。避免辛辣食物及酒类、浓茶、咖啡等刺激性饮料。消化道出血不多者，可进温凉、清淡、无刺激性流质饮食，以牛奶、豆浆、米汤为宜。

3.腹痛护理

（1）腹痛者应卧床休息。

（2）向患者解释疼痛的原因，消除患者的紧张心理，帮助患者去除诱发或加重疼痛的因素。如对服用非甾体类药物的患者，嘱其停药。对有烟、酒嗜好者，劝其戒除。突然戒绝烟酒可引起焦虑、烦躁，故应帮助患者制订切实可行的戒烟酒计划。

（3）了解上腹痛的节律及缓解因素，按其特点指导缓解方法。如十二指肠溃疡常有空腹痛或夜间痛，可让患者准备含碱食物如苏打饼干、蛋糕，在疼痛时食用，亦可用热敷或针灸止痛，遵医嘱给予制酸剂。

4.并发症护理

注意观察患者腹痛的部位、性质、生命体征等，以及时发现消化性溃疡的并发症。

（1）询问有无诱发溃疡出血的因素，如饮酒、劳累、服用非甾体类药物及糖皮质激素等。注意有无头晕、恶心、呕血、黑便等消化道出血的表现。一旦发现，应立即报告医生，安置患者平卧位，建立静脉通路做输液、输血的准备。呕血后立即清除血迹和呕吐物，以免引起患者恐惧。严密观察病情变化，迅速执行医嘱。

（2）有无溃疡穿孔的诱因（同出血）。如患者突发上腹痛，应立即报告医生。如为急性穿孔，嘱患者立即卧床、禁食，并放置胃管进行胃肠减压，做好手术前的准备。

（3）如有上腹饱胀，呕吐大量酸性宿食等幽门梗阻表现，轻者可进流质饮食，重者需禁食，并做手术前的准备。

（4）提高警惕，及早发现癌变。

5.用药护理

遵医嘱给予药物，嘱患者定时服药，坚持疗程，不可过早停药，注意观察药物的不良反应。

（1）中和胃酸药：饭后 1 小时和睡前服用。片剂宜嚼碎，乳剂宜摇匀，以提高中和胃酸的效果。如需要服用其他药物时应在服用抗酸药 1~2 小时后再用为宜。氢氧化铝可引起便秘。为防止便秘可与氧化镁交替服用。肾功能不良者禁用或慎用。氢氧化铝凝胶阻碍磷的吸收，长期服用应警惕骨质疏松。

（2）抑制胃酸分泌药：组胺 H_2 受体拮抗剂在餐前服用，睡前可加服一次。药物不良反应有乏力、腹泻、粒细胞减少、皮疹等。肝肾功能不良者应减少剂量。长期大量服药者不可突然停药，以防反跳。治疗期间应隔周检查白细胞计数和肝肾功能。应注意与其他药物互相干扰，如与法莫替丁与硝苯地平合用时会影响心肌收缩力。奥美拉唑可引起头晕，特别是在用药初期应注意。

（3）抗菌药物：阿莫西林使用前应做过敏试验。甲硝唑可引起恶心、呕吐等胃肠道反应。

（4）硫糖铝饭前 1 小时及睡前服用。可有口干、便秘、皮疹等不良反应。

6.心理护理

消化性溃疡的发生与精神神经因素关系密切。长期处于应激状态可增强胃黏膜损害因素，减弱保护因素。情绪波动和精神刺激是溃疡复发和加重的常见原因，因此对患者进行心理护理十分重要。护士要经常与患者接触，给患者以心理支持。告诉患者本病是可以治愈的，增强其对治疗的信心。教会患者放松技巧，保持乐观情绪，以消除焦虑减轻症状，预防复发。

7.健康指导

（1）向患者及其家属讲解有关消化性溃疡的知识，避免复发与加重的诱因。

（2）合理安排休息与活动，保证足够睡眠，生活要有规律。教育患者要心胸宽阔，正确对待人和事。精神要愉快放松，避免过度紧张。

（3）指导老年人合理饮食，避免摄入过冷、过热、粗糙及刺激性食物，戒烟酒。

（4）慎用或不用致溃疡药物，如阿司匹林、泼尼松等。

（5）嘱患者按医嘱服药，指导正确服药方法，学会观察药物疗效和不良反应。不随便停药，坚持长期、全面治疗，以减少复发，尤其在季节转换时更应注意。

（6）嘱患者定期复诊。怀疑有并发症时，应立即就医。

三、老年糖尿病病人的护理

糖尿病是一种代谢内分泌病。老年糖尿病是指 60 岁以上的老年人胰岛素分泌不足或胰岛素作用障碍，引起血糖升高，血脂高，蛋白质、水与电解质等代谢紊乱。老年糖尿病多数是 2 型糖尿病，其患病率随年龄增加而升高，我国老年人 DM 的患病率约为 16%。

（一）护理评估

1.健康史

详细询问其家族史、生活及工作环境、饮食习惯；询问其发现糖尿病的时间、诊治过程及效果等。

2.身体状况

老年人糖尿病的临床特点表现为：①起病隐匿，且症状不典型，仅有 1/5～1/4 老年病人有多饮、多尿、多食及体重减轻的症状，多数病人因查体或其他原因就诊时发现。②并发症多：常并发各种感染，且感染可为首发症状。老年糖尿病病人更易发生高渗性非酮症糖尿病昏迷和酮症酸中毒，急性感染是酮症性酸中毒的常见诱因。老年糖尿病病人还易并发或合并各种大血管或微血管疾病，如高血压、冠心病、脑卒中、糖尿病肾病、糖尿病性视网膜病变等。老年糖尿病病人易发生糖尿病足。③多种老年病并存：如并发心脑血管病、缺血性肾病、白内障等。④自身保健能力及治疗依从性差，可使血糖控制不良或用药不当，引起低血糖的发生。

3.心理-社会状况

老年糖尿病病人并发症多，长期治疗又会加重个人、家庭、社会的经济负担，由此病人常出现无助、沮丧、恐惧的心理反应。

4.辅助检查

监测血糖和尿糖，以及时调整治疗护理方案。

（二）常见护理诊断/问题

（1）营养失调，低于机体需要量或高于机体需要量：与代谢紊乱、摄入和消耗不平衡有关。

（2）有感染的危险：与代谢紊乱、机体抵抗力下降、微循环障碍等有关。

（3）焦虑：与病情反复、长期治疗加重经济负担有关。

（4）知识缺乏：缺乏有关用药及自我保健知识。

（5）潜在并发症：冠心病、脑卒中、糖尿病肾病、糖尿病视网膜病变、糖尿病足等。

（三）护理措施

1.一般护理

病人应坚持适当运动，餐后1～1.5小时活动是降低血糖的最佳时间，餐后散步20~30分钟可有效控制血糖。注意个人卫生，防止外阴与泌尿系统感染，发现有感染征象时要及时处理。为了预防糖尿病足的发生，宜穿宽松、干燥、清洁的鞋袜，勤检查双足，洗脚水温度适宜，慎用热水袋或电热毯取暖。

2.病情观察

胰岛素治疗时注意低血糖与低血钾的发生；观察尿糖与酮体变化，准确记录出入量。老年糖尿病病人发生酮症酸中毒治疗时，输液速度不宜太快，防止诱发心力衰竭。

3.饮食护理

自觉执行糖尿病饮食，给予低糖、低脂、高维生素、富含蛋白质和纤维素的饮食。

老年人的饮食应按每天四餐或五餐分配，对预防低血糖反应十分有效。

4.用药护理

遵医嘱使用降糖药，观察药物疗效及不良反应，提高老年病人用药的依从性。老年糖尿病病人服用药物应尽量避免肾损害，加用胰岛素时，应从小剂量开始逐步增加。空腹血糖宜控制在 9.0mmol/L 以下，餐后 2 小时血糖在 12.2mmol/L 以下即可。

5.心理护理

老年糖尿病病人常存在焦虑心理，应指导老年人保持稳定的情绪，积极配合治疗、护理。

6.健康指导

糖尿病作为一种慢性病，并发症多，增强老年人的自护能力是提高生活质量的关键。教会老年人及家属正确使用血糖仪并强调定期监测血糖的重要性；并应强调饮食、运动、控制血糖、定期复查的重要性。

参考文献

[1]靳红君.基础护理[M].长春：吉林科学技术出版社，2018.

[2]武永芳，李鸿杰，李霞.临床实用医学诊疗与护理研究[M].汕头：汕头大学出版社，2019.

[3]李雪，耿宗友.护理[M].北京：中国协和医科大学出版社，2019.

[4]高梦颖.护理常规与护理技术[M].北京：科学技术文献出版社，2019.

[5]马雯雯.现代外科护理新编[M].长春：吉林科学技术出版社，2019.

[6]王绍利.临床护理新进展[M].长春：吉林科学技术出版社，2019.

[7]徐月秀.临床护理新思维[M].天津：天津科学技术出版社，2018.

[8]刘海霞.外科护理[M].北京：科学出版社，2019.